Docteur Léon DICHAMP

INTERNE DES ASILES D'ALIÉNÉS.

LES TROUBLES OCULAIRES

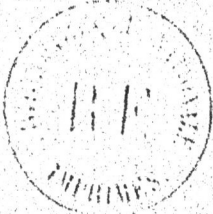

Dans la Paralysie générale

AU DÉBUT

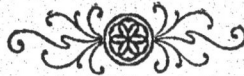

TOULOUSE

CH. DIRION, LIBRAIRE-ÉDITEUR

50, RUE SAINT-ROME, 50

—

1906

Docteur Léon DICHAMP

INTERNE DES ASILES D'ALIÉNÉS.

❋

LES TROUBLES

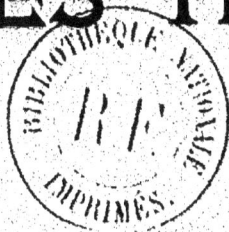

OCULAIRES

Dans la Paralysie générale

AU DÉBUT

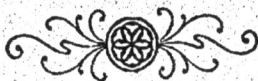

TOULOUSE

CH. DIRION, LIBRAIRE-ÉDITEUR

50, RUE SAINT-ROME, 50

—

1906

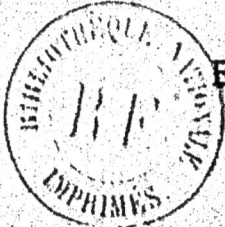

ERRATA

Page 39, ligne 8 (Observ. XXXIII), au lieu de : tremblement *plus* marqué, lire : tremblement *peu* marqué.

Page 43, ligne 14 (Observ. XXXVIII), au lieu de : réflexe lumineux *et* perceptible, lire : réflexe lumineux perceptible.

Page 49, ligne 11, au lieu de : subissaient, lire : subissent.

Page 52, ligne 1, au lieu de : définitif, lire : définitive.

Page 52, ligne 19, *ajouter* : de Lyon *après* Hôtel-Dieu.

Page 54, ligne 19, au lieu de : disposition, lire : disparition.

Page 58, ligne 12, lire : comparant *nos* résultats.

Page 77, ligne 26, au lieu de : onosmie, lire : anosmie.

Page 81, ligne 9, au lieu de : si on *ne l'en* avertit, lire : si on *l'en* avertit.

AVANT-PROPOS

Le nombre des paralytiques généraux va sans cesse en augmentant avec les causes d'intoxication de plus en plus fréquentes (alcoolisme, syphilis.....), avec les difficultés de plus en plus dures du « struggle for life » (chagrins prolongés, surmenage.....).

Mais avec l'augmentation de la fréquence de la paralysie générale augmente aussi l'importance du diagnostic et surtout du diagnostic précoce, car c'est surtout au début qu'il importe de dépister la maladie, cela dans l'intérêt de sa famille et dans l'intérêt du malade lui-même.

Dans l'intérêt de sa famille : un diagnostic précoce permettra de mieux surveiller le malade, et un internement devenu nécessaire l'empêchera de ruiner les siens par des dilapidations effrénées, par des spéculations insensées, ou de les déshonorer par des actes délictueux ou criminels.

Or, c'est surtout à la période de début que le

malade a à répondre, devant les juges, de vols ou d'actes immoraux.

Comme, à cette phase de sa maladie, le paralytique général ne présente qu'un certain degré d'affaiblissement intellectuel, il est condamné, la plupart du temps, sans qu'une expertise médico-légale ait été demandée ou sa maladie reconnue, et c'est dans une prison que l'on envoie cet individu qui n'est pas un coupable puisqu'il n'a pas le libre exercice de sa volonté. Il est vrai que, bientôt, on s'aperçoit de l'erreur, on reconnaît en lui un malade plutôt qu'un criminel, et il arrive enfin à l'asile, où se trouve sa véritable place. C'est ainsi que, de 1885 à 1890, M. Magnan a pu relever soixante-quinze paralytiques généraux transférés de la prison dans son service de l'Asile Sainte-Anne, et ce, parfois quelques jours seulement après leur condamnation.

Pour le malade lui-même : l'internement précoce sera une nécessité et un bien; car, dans le calme de l'asile, rien ne viendra stimuler son activité maladive; son alimentation, ses fonctions digestives et intestinales seront surveillées, et, de tout cela, résultera sinon une guérison, du moins une rémission plus ou moins prolongée.

A la période d'état, le diagnostic est aisé, car la maladie se présente avec un ensemble de symptômes très nets affectant à la fois le système moteur et le système psychique; alors, comme le dit le Professeur Grasset, « le diagnostic se fait dans le temps nécessaire pour regarder le malade ». Par contre, il est plein de difficultés au

début, et c'est à ce moment, cependant, que le clinicien est appelé à voir le malade et à se prononc-
cer sur le pronostic des symptômes. Or, « ni les
« troubles de la mémoire, ni les troubles de l'at-
« tention, ni l'affaiblissement des facultés de
« raisonner, d'observer, de comparer, de criti-
« quer, de concevoir, d'associer logiquement les
« idées ne constituent le plus souvent, au début
« de la paralysie générale, des signes assez ca-
« ractérisés pour permettre d'affirmer d'une
« manière absolue le diagnostic de cette maladie.
« Les troubles délirants sont encore bien plus
« insuffisants, puisqu'ils manquent assez sou-
« vent, surtout au début de l'affection, et que s'ils
« existent, ils n'offrent rien de caractéristique(1)».
— Pour le Professeur Grasset, « l'intérêt et la
difficulté consistent à faire le diagnostic dans la
période de début ». C'est aussi l'avis de MM. Rou-
binovitch et Magnan.

Moins que partout ailleurs, il n'y a de symptôme
pathognomonique, et le diagnostic s'établit d'après
l'étendue de l'atteinte et la généralisation du déficit.

La difficulté d'interprétation de cette insuffisance, dont l'appréciation est une question d'expérience variable avec chaque observateur, sa
réalisation assez tardive, se trouveraient bien de
l'existence d'un groupe de lésions à symptômes
matériels, facilement constatables. De l'avis de
tous, les troubles oculaires sont très fréquents

(1) JOFFROY. *Archives de Neurologie*, mai 1904, p. 353.

dans la paralysie générale ; ils sont précoces, facilement observés, donnent peu de champ à des interprétations subjectives, et il est donc intéressant de rechercher la valeur de leur apparition, soit que cette valeur vienne de leur fréquence, soit qu'elle se tire de leur forme ou, enfin, de leur association avec des troubles moteurs et sensitifs.

Depuis BAILLARGER, en 1850, les auteurs se sont occupés de la question ; nous n'en ferons pas l'historique. Au surplus, la comparaison de nos pourcentages avec ceux d'autres auteurs nous conduira à passer en revue toutes les opinions émises.

Nous procéderons du simple au complexe, et après avoir décrit et analysé les symptômes oculaires de la paralysie générale, nous aborderons la question de leur fréquence, leur pourcentage ; cela aux diverses périodes de la maladie. En somme, après cette première question : les troubles oculaires se montrent-ils chez tous les paralytiques généraux et sous quelle forme ? nous étudierons la valeur différentielle de ces signes par rapport aux autres symptômes de la maladie. Muni de ces données analytiques, nous aboutirons à une formule synthétique qui représentera la valeur diagnostique de ces troubles.

PREMIÈRE PARTIE

Analyse des Symptômes et Observations.

Il peut paraître superflu d'ajouter de nouvelles recherches au sujet des troubles oculaires de la paralysie générale, car, de prime abord, on peut croire que tout a été dit sur cette question. S'il a fallu venir jusqu'en 1850, avec Baillarger (1), pour trouver mention de ces troubles, du moins, avec lui, ces nouveaux symptômes ont acquis droit de cité et, aujourd'hui, il n'est plus d'observations où on ne les retrouve. Mais leur mention en est faite à titre particulier, et si on compare, d'autre part, les résultats synthétiques obtenus par les divers observateurs, on les trouve si discordants, si inégaux parfois, que l'on est conduit à incriminer forcément la méthode qui a présidé aux constatations. Aussi, croirons-nous bon de pré-

(1) *Gazette des Hôpitaux*, mai 1850.

ciser la technique méthodique que nous avons suivie dans l'analyse de tous nos cas.

Normalement, nous *voyons* un objet et nous le *regardons :* cette première qualité nous impose l'observation de nos malades quant à la cécité et aux divers mouvements volontaires du globe oculaire.

D'autre part, il est d'observation courante qu'à l'état normal les deux pupilles ont des dimensions égales et que les variations de leurs dimensions sont elles-mêmes égales. Ces variations, dues au fonctionnement de la musculature interne de l'œil, sont des réactions réflexes à des excitations sensitives, lumineuses, d'accommodation, de convergence.

Les troubles qui correspondent à ces fonctions se rapportent donc aux déformations de la pupille, à sa coloration, à son degré de dilatation, à sa contractilité, aux modifications mêmes de tous ces états au cours de l'évolution de la maladie. Ils impliquent, en outre, l'observation des troubles de la musculature externe, du tonus, des troubles trophiques, des altérations du fond de l'œil, sans oublier, quand il sera possible, l'appréciation du degré de l'acuité visuelle.

Pour apprécier les réactions pupillaires souvent faibles chez des malades dont l'indocilité, au surplus, pouvait parfois apporter une gêne nouvelle à nos constatations, nous avons examiné les malades dans un lieu sombre, souvent à la chambre noire, où nous disposions d'une vive lumière facilement et rapidement dirigée sur la région maculaire de l'œil, sans mettre en jeu son accommodation.

Comme l'ont bien indiqué R. Cestan et Dupuy-Dutemps (1) : « Il est d'autres causes d'erreur qui proviennent des réactions normales de l'iris dues à d'autres influences que l'action directe de la lumière et, en premier lieu, l'accommodation. Normalement, la pupille qui est accommodée à une forte distance est rétrécie ; une lumière vive venant, dès lors, agir sur cette pupille en myosis ne déterminera évidemment qu'une faible contraction qui pourra passer inaperçue. Il est donc nécessaire de rejeter tout procédé d'exploration qui pourrait accidentellement mettre en jeu l'accommodation, en particulier celui qui consiste à interposer la main à 15 ou 20 centimètres entre l'œil et une source lumineuse (fenêtre éclairée) et à la retirer ensuite brusquement. Dans ces conditions, l'œil est, en effet, accommodé à la faible distance de la main qu'il fixe ; sa pupille est alors étroite, et il peut arriver, selon les circonstances (degré de l'accommodation et intensité lumineuse), qu'elle ne se contracte pas davantage ou même se dilate lorsque l'accommodation sera relâchée pour fixer la source lumineuse éloignée. »

De même, nous avons pris la précaution indispensable de fermer avec la main ou avec un bandeau l'œil qu'on n'examine pas, car celui-ci peut accommoder, sa pupille peut se contracter sous l'influence de la lumière ou se dilater par relâche-

_____

(1) *Gazette des Hôpitaux*, 26 et 28 décembre 1901.

ment de l'accommodation, et, dès lors, par suite de la synergie des mouvements pupillaires des deux yeux, la pupille de l'œil observé exécutera les mêmes mouvements.

Si l'on recherche le réflexe pupillaire en faisant fermer, puis ouvrir les yeux à la lumière, il sera possible de ne pas observer des mouvements de l'iris — surtout si l'éclairage est peu intense, — puisque déjà, sous les paupières closes, la pupille est rétrécie.

Frenkel (1), R. Cestan et Dupuy-Dutemps pensent que le réflexe paradoxal de la pupille a pu n'être souvent qu'une erreur de technique, la dilatation de la pupille étant due, soit à une synergie du mouvement avec la pupille de l'autre œil laissé libre, soit au fait de l'ouverture des paupières après une occlusion forcée.

On place donc le sujet dans un endroit aussi sombre que possible ; on invite le malade à regarder au loin avec l'œil à observer, l'autre œil étant couvert par un bandeau. Une lampe électrique est à portée de la main de l'observateur, derrière la tête du malade; puis, brusquement, on produit le faisceau lumineux en pleine pupille. On peut encore diriger un pinceau lumineux intense en pleine pupille au moyen d'une forte lentille convergente tenue entre le pouce et l'index, de telle sorte que, par un très léger mouvement, l'observateur peut instantanément, soit placer l'œil dans l'ombre, soit l'éclairer très vivement. Ce

---

(1) *Revue de Médecine*,   ).

procédé d'investigation, qui ne provoque pas le réflexe accommodateur, à cause de la trop faible distance de la main-écran à l'œil, permet de noter exactement de faibles mouvements de l'iris dans des cas où ils paraîtraient abolis avec les procédés usuels.

Sans aucun doute, les discordances existant entre les résultats des auteurs doivent résulter des différences d'une technique variable ou moins rigoureuse. Des résultats plus uniformes eussent été probablement obtenus par l'emploi de mêmes procédés.

Dans de semblables conditions, on est bien placé alors pour examiner les points importants de l'étude de la réaction irienne : durée du temps qui sépare le moment de l'excitation de celui du phénomène, vitesse de rapidité de la contraction, rétrécissement maximum de l'orifice pupillaire, durée de la contraction.

Nous regrettons que notre observation n'ait pu se porter sur un nombre plus grand de paralysies générales commençantes; mais si la paralysie générale élit en général domicile dans les Asiles ou dans les Maisons de Santé, elle n'y aboutit que tardivement, et son évolution première reste en général ignorée — du moins en ses détails — de l'aliéniste.

Nous avons pu, cependant, suivre quarante malades, le plus grand nombre personnellement, depuis le début apparent de la maladie. Ce sont ces observations, toutes inédites, que nous allons maintenant présenter au lecteur.

OBSERVATIONS

OBSERVATION Ire

(Due à l'obligeance de M. le Docteur Cornu, de Pau).

L. G..., quarante-quatre ans. Syphilis à vingt-cinq ans. — P G progressive avec excitation maniaque et incohérence.

La maladie débute, en mai 1899, par des troubles mentaux après une période de grande activité; désordre et négligence dans ses affaires.

Examiné à ce moment, on constate : réflexes rotuliens légèrement exagérés, subexcitation avec bonhomie, pupilles mal arrondies avec axe légèrement oblique; O D > O G; réflexes pupillaires à peu près normaux sauf du retard, puis de la brusquerie dans la réaction; légère mydriase.

Pas de troubles de la parole; accrocs de la mémoire.

Janvier 1900. — Internement à l'asile de Bron, près Lyon. Troubles démentiels avec agitation.

Forte inégalité pupillaire. O D > O G, déformations, axes convergents, réflexe lumineux très faible à gauche, très lent plutôt que diminué à droite; réflexe accommodateur lent. La rétine présente une couleur dépolie rouge sale.

Réflexes rotuliens exagérés. Parole lente, scandée. Deux ictus.

Mai 1900. — OD > OG; insensibilité à la lumière; réflexe accommodateur aboli à droite, encore perceptible à gauche.

Troubles nets de la parole.

Juillet 1900. — Insensibilité pupillaire; papille pâle, striée.

OBSERVATION II

(Due à l'obligeance de M. le Docteur Cornu).

B..., quarante-cinq ans. Syphilis. Asile de Lyon, en 1902.

Dépression hypocondriaque; indifférence des sentiments affectifs, changement de caractère, tendance à sortir de chez lui sans motif. Un spécialiste l'examine à ce moment et constate une paresse des réflexes iriens à la lumière, l'intégrité des réflexes accommodateurs, l'abolition des réflexes rotuliens; pas de douleurs fulgurantes, pas de Romberg.

Sur cet état se greffe bientôt un état satisfait avec idées de grandeur risibles plutôt qu'absurdes, amnésie, etc., et tous les autres symptômes caractéristiques de la P. G. A ce moment (cinq mois après le premier examen) : pupilles égales, déformées, anguleuses. Argyll très net; un peu d'exophtalmie. Réflexes rotuliens = o.

Un an et demi après, l'état mental est à peu près le même; amnésie, inconscience, pas d'effondrement intellectuel. En somme, l'affection évolue, mais lentement. Pas de Romberg ; tremblement de la langue ; troubles de la parole : O D = O G, immobiles à la lumière, réagissent à l'accommodation très faiblement.

OBSERVATION III

(Docteur Cornu).

B..., trente-neuf ans. Syphilis. Sexe féminin.

Cette malade négligeait son ménage ; alternatives de pleurs et grande activité. Moins de vivacité intellectuelle. Elle est vue à ce moment (en 1903), avant de venir à la Maison de Santé de P... ; le diagnostic est très délicat. Tremblement léger des mains ; mutisme à l'interrogatoire ; quelques plaintes hypocondriaques.

Les réflexes rotuliens sont normaux.

Pupilles égales, dilatées franchement, mais pas nettement circulaires ; on constate nettement l'abolition du réflexe sensitif, de la paresse à la lumière. Réflexe accommodateur affaibli.

Cet état persistant, la malade est amenée à la Maison de Santé de P..., où nous avons pu la suivre régulièrement.

Peu après se montre une inégalité marquée : O G > O D en mydriase ; abolition du réflexe lumineux ; paresse du réflexe accommodateur à droite ; abolition à gauche.

Tremblement généralisé. Troubles de la parole. Etat satisfait.

La P. G. dure deux ans et, pendant tout ce temps, la paralysie à la lumière est totale, les réflexes rotu-

liens très exagérés ; troubles de la parole assez peu
accusés ; le réflexe accommodateur reste appréciable.

OBSERVATION IV

(Docteur Cornu).

L..., vingt-cinq ans. Syphilitique. Un ictus très
léger non traité (1903). Un accès d'agitation maniaque avec exubérance généreuse ; troubles moteurs
nombreux. Exagération des réflexes tendineux ;
tremblement. OG > OD ; abolition du réflexe lumineux et du réflexe accommodateur.

Une rémission s'opère et le malade quitte l'asile :
il reste une inégalité pupillaire marquée avec conservation relative des réflexes ; réflexe lumineux presque
insensible à gauche, très peu marqué à droite ;
réflexe accommodateur très rapide à droite, un peu
lent à gauche ; persistance du tremblement péri-
buccal.

Le malade revient un an après ; sa P. G. évolue
depuis lors (trois ans) sans délire, avec troubles
moteurs nombreux, ophtalmoplégie totale, un peu
de ptosis ; affaiblissement intellectuel ; — OG > OD.
La papille présente un aspect gris-bleuâtre clair,
aspect œdémateux plus marqué à gauche.

OBSERVATION V

(Due à l'obligeance de M. le Docteur Cornu).

A..., quarante-sept ans. Nie la syphilis. Asile de
Lyon.

Février 1903. — Masque déjà lourd. Erotisme ;

quelques extravagances. Légère trémulation de la langue et de la lèvre supérieure ; quelques achoppements pour les mots difficiles. Réflexes rotuliens exagérés.

O D > O G ; les pupilles réagissent très mal à la lumière, et surtout à droite, où on peut noter l'abolition du réflexe lumineux. Réflexe accommodateur lent, peu marqué.

Mai 1903. — Evolution rapide. Délire. Affaiblissement démentiel. Troubles oculaires stationnaires. OEdème rétinien.

5 août 1903. — O D = O G en myosis ; les réflexes pupillaires existent nettement, y compris le réflexe lumineux.

Par contre, les réflexes rotuliens sont le siège d'une vraie trépidation. Les troubles démentiels mégalomaniaques se sont notablement améliorés ; la mémoire est presque complète. Parole lente, scandée. Le fond de l'œil paraît normal.

Cette amélioration motrice, coïncidant avec la rémission mentale, s'est développée sous l'influence d'injections à l'hypochlorite de chaux à 1/100.

6 janvier 1904. — Tremblement généralisé ; troubles de la parole très accusés ; mouvement de trombone ; réflexes rotuliens très exagérés. Pupilles sensiblement égales, en mydriase, déformées, insensibles totalement.

30 septembre 1904. — Cachexie avancée. Mydriase. Paralysie pupillaire avec O D > O G. Papille déprimée, teinte blanc sale.

OBSERVATION VI

(Due à l'obligeance de M. le Docteur CORNU).

J..., trente-sept ans. Alcoolique. Asile de Lyon.

Janvier 1903. — Le malade entre à l'asile de Bron avec des signes d'excitation maniaque, sans démence ni amnésie. Réflexes rotuliens exagérés.

Égalité pupillaire. Pas d'autres troubles moteurs. Rien au fond d'œil.

Avril 1903. — Ictus : O D = O G ; mydriase à droite ; réflexe lumineux aboli à droite, altéré à gauche ; réflexe accommodateur normal à gauche, un peu altéré à droite. Rien au fond d'œil.

Réflexes rotuliens très exagérés. Troubles de la parole. Tremblement fibrillaire.

Novembre 1903. — Pupilles très inégales, OD > OG, déformées, ovalaires ; mydriase double ; réflexe lumineux aboli des deux côtés ; réflexe accommodateur nul à droite, peu marqué à gauche.

Février 1904. — Ophtalmoplégie interne totale. Globes oculaires saillants. Papille pâle, blafarde.

Mai 1904. — O D = O G. Ophtalmoplégie.

OBSERVATION VII

S. G..., quarante-cinq ans. Forme motrice avec agitation, sans délire. Entré à l'asile de Pau.

Mai 1904. — Trépidation rotulienne. Pas de troubles oculaires autres qu'un peu de mydriase intermittente à droite avec déformation dans le segment inférieur. Acuité visuelle bonne. Pas d'autre trouble moteur. Amnésie en fatiguant le malade; attention non soutenue.

9 juillet 1905. — Troubles de la parole; trépidation rotulienne.

OD > OG; pupille droite déformée (deux cordes); abolition double du réflexe lumineux; réflexe accommodateur nul à gauche, presque nul à droite. Délire caractéristique.

5 novembre 1905. — OD > OG; ophtalmoplégie totale.

Dilatation et flexuosités variqueuses des veines rétiniennes; aspect préatrophique.

8 janvier 1906. — Même état; troubles au complet.

OBSERVATION VIII

L. V..., cinquante-cinq ans. Saturnisme récent.

Juin 1903. — Céphalée; confusion mentale avec prostration; amnésie. Réflexes rotuliens abolis. Un peu de tremblement de la langue. Pas de tremblement des doigts. Pas de vertige; pas d'ictus. Pas de parésie radiale.

OD = OG; réflexe lumineux brusque mais retardé à gauche, peu ample à droite; les autres réflexes sont normaux; pupille gauche mal arrondie. Bonne vision.

21 juillet. — Phase d'excitation qui amène le malade à l'asile; amnésie; pas de délire; réclamations nombreuses, air méchant.

OG > OD; mydriase; réflexe lumineux aboli à

3

gauche, lent à droite; réflexe accommodateur très net. Pas de signe de Romberg.

5 novembre. — Pas de troubles mentaux. Un ictus en août. Troubles de la parole très marqués; tremblement des muscles péri-buccaux; réflexes rotuliens abolis.

OG > OD; mydriase avec déformation, perte totale des réflexes lumineux et accommodateur.

8 janvier 1904. — Démence avec bonasserie. Mémoire des faits anciens relativement conservée. Ophtalmoplégie interne totale.

OBSERVATION IX

(Communiquée par M. le Docteur Cornu).

F..., trente-neuf ans. Alcoolisme net; mari syphilitique; zona il y a deux ans. La malade vient à l'hôpital pour des céphalées et de l'inappétence; vomissements.

29 mars 1903. — Réflexes rotuliens plutôt diminués.

Ptosis double avec léger strabisme externe à gauche. Les pupilles sont dilatées; on constate un peu d'inégalité : OD > OG avec une irrégularité du contour; le réflexe lumineux manque d'amplitude; le réflexe accommodateur très rapide.

Pas de troubles de la parole. Etat d'obnubilation avec amnésie partielle.

11 juin 1903. — Excitation; logorrhée; désordre des actes; internement à l'asile de Bron.

Lucidité; pas d'amnésie; pas de délire; état satisfait, bonasserie. Tremblement des doigts et de la langue; réflexe rotulien normal.

OD > OG; axe dévié; réflexe lumineux très diminué comme rapidité et amplitude à gauche, presque nul à droite; réflexe accommodateur aboli à gauche, à peine sensible à droite. Réflexe sensitif absent.

Pas de troubles de la parole nets; écriture tremblée, mots sautés.

6 novembre 1903. — Le diagnostic P. G. a été porté; troubles mentaux : orgueil, idées de force. Troubles de la parole, tremblement. Réflexes rotuliens exagérés.

OD > OG. Réflexe lumineux nul; réflexe accommodateur nul à gauche, presque nul à droite. Œdème débordant la pupille.

Février 1904. — Idées de négation. Ophtalmoplégie interne totale.

Mai 1904. — Mydriase. Ophtalmoplégie totale.

OBSERVATION X

O. M..., quarante-cinq ans.

Début, en 1903, par des idées de persécution, incohérence absolue, hallucinations nocturnes; alcoolisme « se croyait électrisé la nuit; on le suivait; ses ennemis l'accusaient d'être un criminel, etc... ».

Parole grasseyante; diminution des réflexes rotuliens; tremblement des doigts et de la langue.

Ptosis surtout à gauche; mydriase double; diminution des réflexes lumineux, sauf pour le réflexe sensitif; conservation du réflexe accommodateur. Mouches volantes. Contour tronqué.

Juillet 1904. — Le malade, buvant de plus en plus, est amené à l'asile de Pau.

Même état mental que précédemment.

Pupilles légèrement inégales : OG > OD ; OD est un peu déformé en dehors. Le signe d'Argyll-Robertson existe nettement.

Etat de confusion mentale avec excitation : idées de persécution. Réflexes rotuliens diminués. Parole pâteuse.

27 septembre 1904. — Les troubles dus à l'alcool se sont amendés ; il y a moins de tremblement, plutôt du myosis.

Comme l'état de confusion s'est dissipé en partie, on pourrait croire à une simple folie alcoolique si les troubles oculaires n'avaient évolué en même temps qu'apparaissaient des symptômes de déficit intellectuel : OG nettement > OD ; OD très irrégulier ; abolition des réflexes lumineux et accommodateur des deux côtés.

Réflexes rotuliens diminués ; pas de troubles de la parole.

Novembre 1905. — Le malade est revu après une longue absence : troubles moteurs au complet.

Mydriase très marquée, OG > OD ; ophtalmoplégie interne.

Troubles de la parole ; démence avec mégalomanie ; stéréotypie.

OBSERVATION XI

B..., trente-cinq ans. Asile de Pau.

Début en 1903 : Amnésie, idées hypocondriaques, état dépressif.

Troubles oculaires : Mydriase gauche, strabisme,

ptosis gauche, pupilles déformées, paresseuses à la lumière seulement.

Bientôt émotivité exagérée et puérile ; tremblement péri-buccal.

Décembre 1904. — Tremblement des mains, de la langue. Réflexes rotuliens exagérés ; O G > O D.

Avril 1905. — Première attaque apoplectiforme qui exagère les troubles précédents ; troubles de la parole.

Juin 1905. — Deuxième attaque ; obnubilation complète, ne reconnaît personne, n'y voit pas. Alternatives de calme et d'agitation.

20 juillet 1905. — Amnésie ; inconscience ; difficultés de prononciation. Mydriase ; O G > O D. Ophtalmoplégie interne totale.

Décembre 1905. — Ophtalmoplégie ; mydriase ; troubles moteurs au complet.

Avril 1906. — Mêmes troubles oculaires. État démentiel.

OBSERVATION XII

(Docteur Cornu).

B..., trente-quatre ans. Syphilis. Asile de Lyon.

Le premier symptôme a été un ictus, à la suite duquel le malade est resté quelque temps confus et incapable de reprendre son état de menuisier. Examiné à ce moment, il présente de l'amnésie, de l'exagération des réflexes rotuliens.

Inégalité pupillaire : deux cordes à l'œil droit ; réflexes oculaires normaux. Myosis.

Trois mois après (octobre 1903), le malade est amené à l'asile de Bron.

Céphalée ; parole lente ; tremblement des muscles péri-buccaux.

Réflexes rotuliens exagérés ; deux ictus épileptiformes. Bonhomie. Idées de grandeur absurdes, contradictoires.

O D = O G ; O D est déformé ; réaction lente à la lumière, normale à l'accommodation.

Janvier 1904. — Abolition du réflexe lumineux ; réflexe accommodateur normal : O G ⋝ O D. Couleur rouge cuir foncé de la papille. Troubles moteurs très accusés.

Mai 1904. — Ophtalmoplégie interne totale. Aspect lavé de la papille.

Octobre 1904. — O G = O D. Le réflexe accommodateur existe faiblement ; le réflexe lumineux est aboli.

OBSERVATION XIII

R..., quarante-quatre ans. Syphilis.

Juillet 1904. — Achats nombreux, disproportionnés avec sa fortune ; projets de grande envolée ; assez raisonnable.

Réflexes rotuliens exagérés.

Inégalité pupillaire : O G ⋝ O D. Réflexe lumineux retardé à gauche seulement, normal à droite, de même pour le réflexe accommodateur.

Légère trémulation péri-buccale. Pas de troubles de la parole.

Octobre 1904. — Troubles de la parole très marqués. Idées de grandeur et de richesse absurdes.

Trémulation de la langue. Réflexes rotuliens exagérés.

O D = O G, insensibles ; le fond de l'œil paraît normal.

Février 1905. — Même état, sauf O D ≳ O G.

Mai 1905. — Même état : O D ≳ O G ; mydriase énorme ; réflexe lumineux très affaibli ; réflexe accommodateur normal à gauche, paresseux à droite.

Tous les troubles moteurs classiques.

8 novembre 1905. — Ophtalmoplégie totale.

OBSERVATION XIV

R. D..., quarante ans. Asile de Pau.

En novembre 1901, le malade présente des troubles névropathiques (céphalée, insomnie, éblouissements, vertiges, douleurs névralgiques vagues et variées qui inquiètent beaucoup le malade) ; il est admis à l'hôpital de Pau et envoyé en congé comme neurasthénique. A cette époque, on note déjà de petits tressaillements musculaires, des contradictions légères dans le récit qu'on met sur le compte de la neurasthénie. On constate cependant du myosis et de la lenteur dans les réflexes iriens qui se produisent tout d'un coup avec une amplitude normale, mais après un temps perdu.

Peu à peu, le tableau se complète, mais nous le connaissons à peine : troubles congestifs, ictus. Séjour à l'hôpital de Bayonne. Enfin, un peu d'agitation se montre, de l'incohérence, et il arrive à l'asile en novembre 1905.

Réflexes rotuliens très exagérés ; mouvements de trombone ; tremblements de la langue ; tremblements des muscles péri-buccaux.

O D > O G, myosis, pupilles déformées nettement, insensibles à la lumière. Agitation violente.

Janvier 1906. — Les pupilles sont en mydriase, toujours avec inégalité ; l'agitation est calmée.

Fin février. — Mort par ictus apoplectique.

OBSERVATION XV

(Due à l'obligeance de M. le Docteur CORNU).

O..., trente-quatre ans. Syphilitique. Paralysie générale à forme motrice ; pas de délire.

Janvier 1904. — Mydriase sans inégalité ; ptosis à droite. Pas de parésie pupillaire. Pas de tremblement.

Réflexes rotuliens très exagérés. Etat de torpeur intellectuelle.

Le malade est à l'Hôtel-Dieu de Lyon, à la suite d'un ictus.

Juillet 1904. — Pupilles déformées, anguleuses. Ouverture pupillaire aplatie transversalement. Le malade arrive à l'asile en état d'excitation maniaque.

OD = OG ; réaction très peu marquée à la lumière, normale à l'accommodation. Le fond d'œil présente un aspect flou dans un segment seulement de la papille à droite et une teinte rouge bistre généralisée.

Les réflexes rotuliens effectuent une vraie trépidation ; tremblement généralisé. Tremblement des muscles péri-buccaux. Achoppement à la fatigue.

Novembre 1904. — OD = OG. Réflexes lumineux abolis ; le réflexe accommodateur existe faiblement ; déformations pupillaires. Etat lavé de la papille. Un peu d'exorbitisme.

Démence avec gâtisme ; trépidation spinale ; parole incompréhensible ; tremblement énorme de la langue,

OBSERVATION XVI

(De M. le Docteur Cornu).

M..., quarante-six ans, Asile de Lyon.

Pas d'alcoolisme. Grippe avec subexcitation, puis agitation. Cet état disparaît rapidement, mais il persiste un état de confusion mentale pour lequel on consulte un médecin : depuis quelques semaines, son entourage avait constaté un changement de caractère.

10 février 1904. — Confusion mentale; amnésie; troubles de la conscience. Réflexes rotuliens normaux.

Pupilles égales ; réflexe lumineux aboli à gauche, diminué à droite ; réflexe accommodateur normal ; un peu d'exophtalmie. Acuité visuelle normale.

20 mars 1904. — Le malade est amené à l'asile de Bron : la P. G. se confirme. Tremblement menu de la langue. Exagération des réflexes rotuliens.

Pupilles déformées, anguleuses ; réflexe lumineux aboli ; réflexe accommodateur très faible ; O G > O D. Congestion papillaire.

17 mai 1904. — Ophtalmoplégie interne ; tremblement généralisé ; troubles de la parole quand on fatigue le malade ; niaiserie des propos ; idées de négation.

7 octobre 1904. — Le malade est plus calme ; des troubles de la parole persistent, mais les pupilles, toujours inégales, réagissent un peu à la lumière et à l'accommodation à droite. Stase veineuse papillaire.

28 octobre. — Les pupilles sont sensiblement égales, dilatées, déformées; axe dévié; la réaction à la lumière est manifeste, sinon très ample; le réflexe accommodateur se fait comme par un saut. Les autres symptômes restent très accusés. Même état pupillaire.

11 novembre 1904. — Mort par ictus apoplectique.

OBSERVATION XVII

S. R..., trente-huit ans. Syphilitique. Asile de Pau. Un ictus; fugue; abandon du métier; inattention.

Juillet 1905. — Pupilles égales, sans altération; réflexes pupillaires normaux.

Parole lente. Cyto-diagnostic positif. Réflexes rotuliens exagérés. Pas d'autres troubles moteurs.

Octobre 1905. — Mégalomanie niaise caractéristique : O D > O G; axe presque transversal à droite; abolition du réflexe lumineux; le réflexe accommodateur est aboli à droite; il persiste faiblement à gauche. Fond d'œil normal.

Réflexes rotuliens abolis. Tremblement des muscles péri-buccaux.

Décembre 1905. — Ophtalmoplégie totale.

Février 1906. — O D > O G; le réflexe accommodateur existe nettement; le réflexe lumineux est sensible. L'état mental s'améliore.

Mai 1906. — O D > O G; le réflexe accommodateur existe; le réflexe lumineux est aboli; déformations; aspect lavé de la papille.

OBSERVATION XVIII

A. M..., trente-huit ans, sexe féminin, mari syphilitique; deux fausses couches.

A la fin de 1904 apparaissent des troubles de la mémoire; inattention, céphalagie, gaieté inaccoutumée. Les pupilles présentent du myosis, OD > OG; déformation anguleuse, réflexe lumineux presque aboli, réflexe accommodateur paresseux.

Réflexes rotuliens ± normaux. Vertiges.

Mars 1905. — OD > OG; myosis, déformation ovalaire, irrégularités de contour; réflexe lumineux aboli, réflexe accommodateur paresseux.

Troubles de la parole à la fatigue; réflexes rotuliens exagérés. Etat de satisfaction exubérante, idées de force.

Juillet 1905. — Même état pupillaire.

Janvier 1906. — Abolition des réflexes pupillaires. Démen e.

Juin 1906. — Mydriase avec inégalité; réflexe accommodateur aboli. Mort par ictus.

OBSERVATION XIX

N. B..., cinquante ans. Entré à l'asile de Pau en septembre 1905.

Réflexes rotuliens normaux; pas de tremblement; parole lente, scandée; état démentiel sans délire ni physionomie paralytique; état scléreux.

Seul, l'examen oculaire décèle une inégalité nette :
OD > OG, avec irrégularité du contour, mydriase,
abolition du réflexe lumineux à droite et à gauche ;
le réflexe accommodateur paraît nul ; pas de réflexe
sensitif ; un peu d'exophtalmie à droite.

Le malade reste en cet état durant huit mois, présentant de l'amnésie et les mêmes troubles oculaires.

Mort par ictus. — Autopsie : méninges épaissies
adhérentes à la pie-mère. Cerveau atrophié.

OBSERVATION XX

M..., quarante-trois ans. Employé. Entré à l'asile
de Pau en juin 1904.

Evolution lente ; troubles délirants avec excitation
intellectuelle ; amnésie ; oubli des devoirs profession-
nels.

Pas de troubles moteurs.

Trois cordes pupillaires ; mydriase double :
OG > OD.

Cet état dure environ un an. A ce moment,
OG > OD ; Argyll net ; aspect variqueux de la papille.

Etat satisfait. Réflexes rotuliens exagérés ; tremblement péri-buccal ; troubles de la parole peu accusés. Gloutonnerie. — Quatre mois après : ophtalmoplégie interne totale. Etat lavé de la papille ; puis, à
un deuxième examen : aspect œdémateux débordant

Pas de délire ; amnésie ; état satisfait.

Six mois après, même état.

OBSERVATION XXI

F..., cinquante-quatre ans. — Entré à l'asile de Pau le 3 février 1905.

Ce malade erre dans les rues, s'égare. Amnésie; aspect sénile. Pas de délire ni de troubles intellectuels autres qu'un affaiblissement progressif ayant évolué assez lentement.

Le malade est mis à l'asile de Pau et son affection évolue très lentement. Les troubles oculaires seuls font pencher le diagnostic en faveur de la paralysie générale. Mauvaise humeur se traduisant, quand on l'approche, par les mêmes mots grossiers.

O G > O D ; mydriase avec irrégularité du contour ; abolition des réflexes lumineux, sensitif, accommodateur.

Réflexes rotuliens exagérés ; pas de troubles de la parole.

Cachexie, malgré un appétit exagéré.

Un an après : ophtalmoplégie interne totale. Troubles de la parole très nets ; exagération des réflexes rotuliens.

L'autopsie dévoile les lésions caractéristiques de la paralysie générale.

OBSERVATION XXII

D..., trente-quatre ans, Boulanger. Asile de Pau, 20 mai 1905.

Ce malade reçoit, en 1904, un coup violent sur la

tête; il se remet lentement d'un état de shok, avec confusion mentale demi-stupide. Trois mois après, il a repris son métier de boulanger, qu'il néglige; bientôt, il devient inactif, puis indifférent et garde le mutisme absolu. Il arrive à l'asile Saint-Luc à ce moment (mai 1905); immobile, muet, masque lourd, mimique figée, facies rouge, ne réagit à aucune de nos sollicitations. Il se tient la tête haute cependant, et semble suivre nos mouvements.

Pas de troubles moteurs, tendineux, oculaires autres que de la mydriase avec O G > O D.

20 juin 1905. — Phase d'agitation violente; le malade ne parle pas, mais est très désordonné dans ses actes et doit demeurer dans une chambre d'isolement pendant quinze jours. Exagération des réflexes rotuliens. Mêmes troubles oculaires.

25 juillet.—Mimique plus expressive; réponses simples aux questions faciles; pas de troubles moteurs.

30 août. — Le facies s'épanouit; le malade répond mieux.

5 septembre. — Réponses sensées; pas d'exubérance; il écrit une lettre à sa femme.

10 septembre. — Malade enjoué, dit être allé à Biarritz la veille. Plaisante, et, sauf l'erreur signalée, son état est presque normal.

On note O G > O D; mydriase; réflexes normaux.

13 septembre. — L'inégalité a disparu; le malade s'améliore toujours et on prévoit sa sortie prochaine.

25 septembre. — Plus gai que d'ordinaire, veut nous mener à Biarritz..., tous. L'examen moteur est pratiqué par nous : exagération marquée des réflexes rotuliens; pas de tremblement.

Troubles de la parole, en fatiguant le malade, qui est capable d'une attention soutenue.

OD = OG; contour tronqué; réflexes normaux.

26 septembre. — Le malade écrit à sa femme qu'il est « joli tout plein dans son habit de général », l'embrasse « un million de fois ».

15 octobre. — Etat satisfait avec mégalomanie. OG > OD; réflexe lumineux presque aboli; réflexe accommodateur existe; tremblement péri-buccal; parole scandée.

14 décembre 1905. — Même état mental; OG > OD; réflexes rotuliens exagérés; parole scandée; achoppement.

Mars 1906. — Phase d'excitation nécessitant l'isolement.

Mai 1906. — Depuis quelque temps, le malade gâte. L'incohérence fait des progrès. Parole presque inintelligible. Affaiblissement musculaire très marqué.

OBSERVATION XXIII

S. P..., quarante-un ans. Entré à l'asile de Pau en mars 1905.

Le malade est vu un mois après le début apparent des accidents consistant en excitation vive, logorrhée, projets, hyperidéation. Réflexes rotuliens exagérés.

OD > OG; mydriase; réflexe lumineux paresseux; réflexe accommodateur normal; deux ou trois cordes sur la circonférence irienne.

Pas d'autres troubles moteurs; pas de troubles de la parole. Trois mois après : mégalomanie exubérante, troubles de la parole, tremblement de la langue et des muscles péri-buccaux; amnésie très marquée.

Réflexes rotuliens exagérés; pupilles très dilatées,

insensibles à la lumière, réagissant à peine à l'accommodation. Ictus.

Six mois après : rémission des symptômes mentaux, du moins quant à leur manifestation exubérante. Les pupilles sont toujours inégales ; on note l'Argyll-Robertson très net.

La rémission ne dure pas et les troubles s'accusent rapidement avec une ophtalmoplégie interne totale et définitive.

OBSERVATION XXIV

A. C..., trente-huit ans. Nie la syphilis. Quelques excès alcooliques. Irrégularités dans son service.

3 juillet 1905. — O G > O D nettement ; réactions lumineuses inégales ; réflexes rotuliens exagérés ; confusion des idées ; expansivité exagérée ; cet état disparaît rapidement, mais il reste un facies rouge.

9 janvier 1906. — Ébauche de tremblement à la lèvre supérieure.

O G > O D ; réactions normales à tous les modes d'expérimentation ; encoches que la réaction lumineuse fait mieux voir.

Mégalomanie, agitation, troubles de la parole ; réflexes rotuliens normaux. Trémulation sensible des muscles péri-buccaux.

5 mai 1906. — O G à peine > O D ; pupilles franchement ovalaires. Réflexe lumineux aboli ; les autres réflexes persistent d'une façon sensible. Réflexe rotulien exagéré. Tremblement de la parole.

31 mai 1906. — O G > O D ; déformation de la pupille ; insensibilité totale.

OBSERVATION XXV

A. R..., quarante-cinq ans. Excès alcooliques. Syphilitique. P. G. progressive avec idées de satisfaction.

12 mars 1905. — OG > OD; myosis; tous les réflexes oculaires existent, mais le réflexe lumineux est diminué et ralenti. Les réflexes de convergence, sensitif, accommodateur, sont intacts. Les pupilles sont irrégulières.

Amnésie, abolition des réflexes rotuliens; état de satisfaction. Pas de démence.

8 octobre 1905. — OD > OG. Le signe d'Argyll-Robertson est net à droite; à gauche, le réflexe accommodateur est peu marqué. Aspect œdémateux de la rétine.

Les réflexes rotuliens existent. Accrocs de la parole. Tremblement généralisé; délire riche.

10 décembre 1905. — Ictus apoplectique après deux ou trois petits ictus peu marqués.

4 mars 1906. — Réflexes rotuliens exagérés (après plusieurs examens se contrôlant). Troubles de la parole très accentués.

Mydriase. Pupilles inégales, insensibles.

12 mai 1906. — Insensibilité pupillaire. — Troubles de la paralysie générale au complet.

OBSERVATION XXVI

(Docteur Cornu).

M. B..., trente-sept ans, 1904.

Se plaint depuis quelque temps de douleurs névralgiques errantes; son caractère a changé, il est devenu

4

oublieux des convenances ; exagération manifeste des troubles qui en font un neurasthénique apparent : abondance des détails futiles ; changements rapides de l'humeur ; variations dans la description des symptômes ; abattement physique, asthénie musculaire ; pas de stigmates.

On note de l'exagération des réflexes rotuliens ; OD = OG dilatées, Argyll très net. Ces symptômes, joints à l'inégalité des troubles subjectifs signalés, font craindre une P. G. ; le malade n'a pas été revu ; nous savons qu'il a été interné et qu'il est mort de paralysie générale.

OBSERVATION XXVII

W. V..., quarante ans. Réflexes rotuliens abolis.

Janvier 1904. — OG > OD ; réflexe lumineux nul ; les autres réflexes pupillaires sont très diminués, à peine sensibles.

On note une déformation pupillaire intermittente ; variquosités et teint sale de la papille. La mémoire est assez bien conservée ; idées mégalomaniaques absurdes. Le malade a eu à deux ou trois reprises un petit ictus sans chute.

Avril 1905. — Inégalité pupillaire énorme ; OG > OD ; déformation (axe oblique convergent et irrégularités du contour). Réflexe pupillaire aboli.

Mouvements de trombone de la langue ; trémulation. Troubles de la parole. Lucidité, mémoire bien conservée ; argumentation raisonnable pour la sortie. Réflexe rotulien aboli.

Novembre 1905. — OD sensiblement égal à OG. Réflexe lumineux aboli.

Le réflexe accommodateur est perçu. Déformation.

OBSERVATION XXVIII

N. R..., trente-six ans. Syphilis à quinze ans ; surmenage. Asile de Pau. Excitation ; bonhomie ; logorrhée ; vantardise ; conscient : a comparé son état à celui d'un ami mort paralytique. Quelques hésitations de la mémoire tout au plus, mais O G > O D ; réflexes normaux.

Juin 1905. — Un accès plus violent d'agitation amène le malade à l'asile le 22 juin. Pas de mouvements fibrillaires de la langue, mais tremblement des muscles péri-buccaux ; réflexes rotuliens très exagérés.

O G un peu > O D ; réflexe lumineux lent des deux côtés ; le réflexe accommodateur existe très net. Axe pupillaire oblique. Délire mégalomaniaque très riche.

17 août. — Même délire ; même état pupillaire.

27 septembre. — Le malade est beaucoup plus calme ; affaiblissement intellectuel ; état satisfait ; léger embarras de la parole.

Mydriase ; réflexe lumineux aboli ; réflexe accommodateur nul à gauche, encore sensible à droite.

18 décembre. — Ophtalmoplégie interne ; mydriase ; O G > O D ; orifice pupillaire aplati transversalement.

Mars 1906. — Même état pupillaire. Troubles trophiques au gros orteil gauche.

OBSERVATION XXIX

P..., trente-cinq ans. Syphilis à dix-sept ans. Asile de Pau.

Début brusque, d'une excitation maniaque avec mégalomanie et idées de richesse.

Juin 1905. — OG à peine > OD, légèrement déformé. Réflexe lumineux gauche seul altéré (diminution marquée).

Pas de troubles de la parole. Réflexes rotuliens exagérés. Pas de tremblement de la langue ni des doigts.

Octobre 1905. — OG > OD; déformation; abolition du réflexe lumineux à gauche, diminution à droite; réflexe accommodateur normal.

21 décembre 1905. — Mydriase; inégalité; le réflexe lumineux existe, mais est paresseux.

Tremblement péri-buccal.

3 janvier 1906. — Ictus. Troubles de la parole; troubles moteurs classiques. Réflexe lumineux = o. Réflexe accommodateur paresseux à droite, aboli à gauche.

Mars 1906. — Démence avancée. Vision conservée.

OBSERVATION XXX

J. M..., cinquante ans.

Tendance à boire depuis quelque temps; fugues. Réflexes rotuliens = o.

Parole traînante; tremblements fibrillaires de la langue; attention peu soutenue.

Pupilles égales, paresseuses à la lumière, réagissant à l'accommodation; déformations (axe divergent, cercle tronqué).

Avril 1905, c'est-à-dire six mois après l'internement : OD = OG; le réflexe lumineux est aboli à droite, paresseux à gauche; le réflexe accommodateur existe.

Tremblement péri-buccal.

Juillet 1905. — Abolition du réflexe lumineux; le réflexe accommodateur existe.

Troubles de la parole sensibles.

Novembre 1905. — Abolition du réflexe lumineux; réflexe accommodateur nul à droite, paresseux à gauche.

Exagération du réflexe rotulien. Troubles de la parole très nets.

Février 1906. — Démence avancée. Mydriase; OD = OG; ophtalmoplégie.

OBSERVATION XXXI

M. C..., trente-cinq ans. Entré à l'asile de Pau en décembre 1905.

Début il y a deux ans. Associé à un commerçant, il fit de mauvaises affaires, devint triste, irascible, puis incohérent. Serait syphilitique depuis deux ans seulement.

Il fut examiné peu après : OD > OG; pupilles à contour irrégulier, paresseuses à la lumière et à l'accommodation. Réflexes rotuliens normaux. Pas de tremblements.

Décembre 1905.—Idées mégalomaniaques absurdes. Incohérence des actes, ce qui l'amène à l'asile.

Réflexes rotuliens considérablement exagérés. Troubles de la parole. Tremblement généralisé.

OD > OG ; grande inégalité en mydriase ; réflexe lumineux = o ; réflexe accommodateur presque aboli à gauche, faible à droite. La papille présente des bords diffus et un aspect blanc bleuâtre.

8 mai 1906. — Mydriase avec ophtalmoplégie ; abolition totale des réflexes iriens ; atrophie grise de la papille. Marasme paralytique.

OBSERVATION XXXII

P. D..., cinquante-trois ans. Alcoolisme. Asile de Pau.

Depuis un an, avant son arrivée à l'asile, négligerait son métier, frapperait son entourage, qu'il menace même de mort.

Placé à l'hôpital de Tarbes pour un ictus sans résidu. Fugues, agitation, qui l'amènent à l'asile en mai 1905. Conscient. Ce n'est qu'en le fatiguant qu'on arrive à constater des contradictions dans ses dires, des erreurs. Vertiges, étourdissements. Parole lente. Tremblement des muscles péri-buccaux. Troubles de la prononciation. Réflexes rotuliens = o.

Pupilles déformées : OD = OG ; paresseuses à la lumière.

Août 1905. — OD > OG ; réflexe lumineux à peine sensible à droite, plus marqué à gauche ; réflexe accommodateur paresseux.

5 octobre 1905. — Démence sans délire ; pas de

bonhomie. Troubles de la parole. Réflexe rotulien = o.

Avril 1906. — O D > O G, insensibles, sauf O D, légèrement pour l'accommodation. Troubles de la parole.

OBSERVATION XXXIII

G..., trente-un ans. Asile de Pau.

Interné en 1892 (folie héréditaire). Aurait la syphilis. Parle d'alcoolisme.

Il prend tout ce qui lui tombe sous la main et vient de la prison où ses vols l'avaient conduit.

Idées de satisfaction et de richesse absurdes ; contradictions. Parole lente, scandée, sans achoppement. Tremblement plus marqué de la langue ; réflexes rotuliens exagérés comme amplitude.

10 mars 1905. — O D = O G ; les réactions sont toutes normales ; mydriase.

2 juillet 1905. — Réflexes lumineux et accommodateur paresseux, surtout à droite.

4 octobre 1905. — Abolition des réflexes lumineux et accommodateur.

17 décembre 1905. — Ophtalmoplégie totale ; O D > O G ; déformations très nettes, axes divergents.

Janvier 1906. — Même état.

OBSERVATION XXXIV

Gust. L..., trente-neuf ans. Asile de Pau, 8 janvier 1905.

Agitation maniaque violente ; incohérence complète ; pas de signes intellectuels de la P. G. Réflexes rotuliens très exagérés.

Mydriase double : O D > O G ; intégrité des réflexes.

Trois mois après. — L'agitation se calme ; le malade devient lucide et réclame sa sortie raisonnablement quoique avec mauvaise humeur. A ce moment, on examine les réflexes rotuliens qui sont toujours exagérés.

Comme troubles oculaires, les pupilles ne sont plus en mydriase ; elles réagissent nettement à l'accommodation à droite, faiblement à gauche ; le réflexe lumineux est aboli à droite, faible à gauche.

27 septembre 1905. — Le malade écrit beaucoup et exprime par lettre seulement des idées de grandeur absurdes et incohérentes ; exagération des réflexes rotuliens.

Inégalité considérable en mydriase ; insensibilité à la lumière ; le réflexe accommodateur, aboli à droite, persiste à gauche. Un peu d'exophtalmie.

Mars 1906. — Même état ; troubles moteurs au complet ; ophtalmoplégie interne.

OBSERVATION XXXV

W..., trente-neuf ans. Syphilis à vingt ans. Asile de Pau.

Ictus et hémiplégie qui persiste depuis cinq ans ; plusieurs poussées méningitiques depuis lors ; encéphalite, chaque poussée ajoutant un symptôme nouveau de P. G.

Ptosis double, marqué surtout à droite.

Dès cette époque, pupilles égales, un peu déformées, immobiles à la lumière ; le réflexe accommodateur est aboli à droite seulement.

Pas de tremblement de la langue ; mâchonnement sans achoppement. Signes d'hémiplégie. Pas de troubles intellectuels pendant quatre ans.

Avril 1905. — Phénomènes d'excitation et de déficit intellectuel qui amènent le malade à l'asile.

Exophtalmie : O D > O G ; pupilles déformées, immobiles. Réflexes rotuliens très exagérés. Tremblement péri-buccal très marqué. Troubles de la parole très nets.

Janvier 1906. — Même état.

OBSERVATION XXXVI

V. B..., quarante-quatre ans. Asile de Pau.

Lacunes dans son métier ; quelques idées de persécution ; menaces.

L'examen médical est fait à ce moment (1903), et il décèle : O D > O G ; irrégularités du contour ; mydriase ; réflexe lumineux lent à gauche, presque aboli à droite ; réflexe accommodateur ample, mais en retard.

Le diagnostic supposé se confirme bientôt par la constatation de l'exagération des réflexes rotuliens et l'apparition d'idées de négation absurdes. Entre à l'asile de Pau.

Avril 1905. — O D > O G ; le réflexe lumineux est constaté normal à un examen.

Novembre 1905. — Abolition du réflexe lumineux ; le réflexe accommodateur est paresseux.

Troubles de la parole.

Mai 1906. — P. G. avancée = troubles de la parole; mégalomanie; tremblements.

O D. > O G; mydriase; ophtalmoplégie interne totale.

OBSERVATION XXXVII

L. A..., trente-cinq ans. Asile de Pau, décembre 1905.

Aspect toxi-infectieux fébrile; malade inquiet, agité. Ne sait où il est, croit être en été (février). Le diagnostic se porterait volontiers sur la confusion mentale d'origine grippale si l'on ne constatait à un examen soigneux: exagération des réflexes rotuliens; tremblement des muscles péri-buccaux.

O D = O G en mydriase, affaiblissement à la lumière à G surtout; réflexe accommodateur: normal à D, très lent à G.

Cette affection est survenue rapidement et a évolué d'une façon suraiguë, de sorte que rapidement on a été fixé sur le diagnostic réel de P. G. — O D > O G, insensibles; réflexe accommodateur affaibli et nul.

Troubles moteurs au complet.

Avril 1906. — Mort. Autopsie positive.

OBSERVATION XXXVIII

André O..., trente-trois ans.

Vol maladroit, mais non pas inutile; pas d'inconscience, même légère. Mère du malade est à l'asile; débilité antérieure du sujet. Idées de grandeur va-

gues ; confusion mentale ; docilité ; chants ; état satisfait sans mégalomanie. Cet état ressemblerait assez
à un épisode de dégénérescence avec appoint alcoolique ; mais la nature des troubles oculaires font prévoir une lésion organique et, par la suite, établissent
le diagnostic de P. G. — O G > O D, mydriase ; perte
du réflexe lumineux à D, normal à G ; réflexe accommodateur existe à peine perceptible (26 février 1905).
Tremblement des muscles péri-buccaux. Réflexes rotuliens normaux.

Avril 1905. — Etat de subexcitation ; désordre des
actes ; pas de mégalomanie ; état enjoué. O D > O G ;
plus de mydriase ; réflexe accommodateur presque
normal ; réflexe lumineux et perceptible ; il y a donc
rémission ; par contre, déformation pupillaire (encoches nombreuses). Abolition des réflexes rotuliens.
Pas d'amnésie ; pas de confusion mentale.

Juillet 1905. — Pas d'excitation ; réflexe lumineux
à peine sensible ; réflexe accommodateur normal.

4 février 1906. — Réflexes lumineux et accommodateurs abolis à G, faibles à D.

OBSERVATION XXXIX

D..., trente-neuf ans. Asile de Pau.

Désordre, changement de caractère ; un ictus léger
à propos duquel on consulte un médecin. Pupilles
déformées, circonférence tronquée, inégalité intermittente, réflexes normaux. Pas d'exagération des
réflexes rotuliens ; lenteur idéation ; état de satisfaction.

Juillet 1905. — Le malade se met à boire, traverse une phase d'agitation et est ainsi interné précocement.

O G > OD, déformées, réactions normales (juillet 1905) ; fond œil rouge cuir, légère trémulation péri-buccale.

L'état du malade évolue très lentement.

Février 1906. — O G > OD, déformées ; O D réagit bien à la lumière et à l'accommodation ; O G réagit à peine à la lumière et normalement à l'accommodation. Réflexes rotuliens paraissent abolis ; pas de Romberg ; tremblement péri-buccal ; achoppements rares.

2 mars 1906. — Argyll-Robertson très net.

OBSERVATION XL

B. D..., trente-deux ans. Commerçant. Entré à l'asile de Pau en janvier 1906. Syphilis à vingt ans, traitée.

P. G. progressive avec idées de satisfaction. Présentait depuis un an environ des troubles « neurasthéniques ». Perte de la mémoire ; achats considérables : achète plusieurs fois les mêmes objets dans la même journée. Tentatives de violence sur les siens ; fugues.

Janvier 1906. — Exagération des réflexes rotuliens ; parole hésitante ; idées de richesse exagérées.

OD > O G : irrégularités dans le contour ; mydriase ; réflexe lumineux lent à gauche, presque aboli à droite ; réflexe accommodateur paresseux.

Au bout de deux mois, légère amélioration du malade, qui est transféré dans une autre Maison de Santé, plus rapprochée du domicile de sa famille.

Nous aurions pu limiter à ces quarante observations notre investigation, étant donné que ce
diagnostic n'est presque plus à faire plus tard.

En effet, il n'est pas exagéré de dire que l'importance diagnostique des signes oculaires dimi-
nue avec l'évolution de la maladie ; des signes
nouveaux apparaissent, en effet, qui ne permettent
presque plus le doute : pour une paralysie générale avancée, il n'y a plus de signe diagnostique
à valeur prédominante. C'est l'ensemble des troubles moteurs et psychiques, et non plus la constatation de l'un d'eux, en particulier, qui établit le
diagnostic. Et c'est ici le moment de répéter la
phrase de M. le Professeur Joffroy : « Le diagnostic
se fait alors dans le temps de regarder le malade. »

Ce premier groupe d'observations, que nous
venons de résumer, est formé de malades dont
nous avons pu suivre ou apprendre l'évolution ; il
suffirait à montrer, à lui seul, l'importance constante et précoce des troubles oculaires dans la
paralysie générale.

Néanmoins, nous inscrirons les résultats de
l'observation de 167 malades, sur qui nous man-
quons de renseignements pour l'époque antérieure à leur internement. Ils ont été vus seulement après leur arrivée à l'asile, c'est-à-dire à la
deuxième ou même à la troisième période ; à ce
stade, le diagnostic s'imposait, en quelque sorte,
et d'une façon presque constante a été constatée
la cristallisation des signes oculaires à côté d'un
ensemble suffisamment significatif de troubles
variés de la motricité et de l'intelligence.

Certes, ces 167 cas ne sont pas tous le résultat de nos investigations personnelles ; plusieurs sont dus à l'obligeance de M. le Docteur Cornu, médecin-adjoint à l'asile de Pau ; mettant à notre entière disposition sa pratique des asiles et ses nombreux registres d'observations, il a bien voulu nous associer à ses recherches et nous donner, en quelque sorte, la primeur d'un travail qu'il se propose de publier plus tard.

Mais pour éviter au lecteur l'énumération monotone de ces 167 cas, nous grouperons les résultats obtenus sous forme de tableaux.

Constatons d'abord le degré de fréquence des troubles oculaires, sous toutes formes, chez nos malades.

Sur ces 207 malades (si nous y joignons les quarante observations de notre première catégorie), 201 ont présenté des troubles oculaires (déformations, inégalités ou paralysies), soit dans une proportion de 97 p. 100. Nous ferons observer que ce chiffre n'est pas exact d'une manière absolue ; comme M. le Professeur Joffroy (1) le faisait remarquer à propos d'une de ses statistiques, ce pourcentage indique tout simplement qu'ont été observés 6 malades chez lesquels les symptômes oculaires n'existaient pas encore au moment de l'examen ; car, nous le répétons, il s'agit de malades vus dans les asiles et examinés une seule fois dans certains cas précoces. Si nous comparons les résultats pour les 40 malades de

_____

(1) *Archives de Neurologie*, mai 1904.

nos observations, nous trouvons, au contraire, que les troubles oculaires n'ont jamais fait défaut à un degré ou à un autre. Quoi qu'il en soit, une conclusion semble déjà s'imposer : c'est que la recherche des troubles oculaires a une utilité primordiale, et nous verrons, par la suite, qu'aucun autre signe habituel de la paralysie générale n'a pu être constaté avec une fréquence pareille.

Nous allons passer au détail de ces symptômes oculaires.

Auparavant, nous tenons à indiquer que ce n'est pas par oubli que nous omettrons certains signes pouvant figurer sous cette rubrique : déviation du sourcil avec abaissement, par exemple (1). Nous estimons que cet affaissement réel, souvent constatable, fait partie de la perte du tonus musculaire au même titre que la chute des joues, l'immobilité mimique réalisant le masque lourd, inadéquat, inexpressif, peu mobile, du paralytique général ; ce signe a certes une valeur première, mais sa constatation est très subjective, difficilement appréciable ou comparable et elle relève plutôt de la parésie généralisée commençante.

TROUBLES PUPILLAIRES

a) Déformations pupillaires :

D'un seul côté....... 9 fois } soit 77,2 %
Des deux côtés...... 100 fois }

(1) MOBÈCHE. *Ann. médico-psychologiques*, 1874, p. 325, et 1875, p. 19.

«L'attention a été, à juste titre, appelée sur ce signe par MM. Joffroy, Ballet, etc... Nous même, nous avons pu nous convaincre qu'il réalisait au premier chef les qualités de fréquence, de précocité et presque de spécificité (en dehors, bien entendu, des cas banals d'adhérences iriennes consécutives à quelque inflammation de l'iris). Le plus souvent, il s'agissait d'une irrégularité de contour, la circonférence irienne étant tronquée ou anguleuse, par suite de la parésie inégale du muscle irien : la série d'arcs constituant la circonférence faisant place à autant de petites cordes et réalisant un aspect polygonal. Tantôt par ailleurs, l'ouverture pupillaire est devenue elliptique et son grand axe s'est orienté dans tous les sens, le plus souvent dans une direction horizontale ; cette altération parfois binoculaire a présenté des axes divergents ou convergents.

Ces deux types de déformation s'observent en nombre presque égal de fréquence et souvent, d'ailleurs, ils coexistent.

M. Joffroy (1) insiste particulièrement depuis longtemps sur ces déformations et signale 71 p. 100 de déformations ; notre chiffre est voisin avec 77 p. 100. Pour nos 40 malades vus à la première période, il est de 60 p. 100.

Nous insistons sur leur valeur positive, sans ignorer que leur valeur différentielle se trouve amoindrie de ce fait qu'on les constate chez les tabétiques et chez les syphilitiques.

(1) *Arch. Neurol.*, mai 1904.

b) **Diamètre pupillaire.** — Nous ne nous sommes jamais servi du pupillomètre, et notre observation n'a donc qu'une relativité subjective; nous pouvons ajouter, cependant, que la constatation d'une augmentation ou d'une diminution de ce diamètre fut du moins sans conteste.

Assez souvent, nous avons constaté une variation intermittente de ce diamètre.

Nous sommes persuadé que l'inégalité, le diamètre et même le fonctionnement réflexe pupillaires, subissaient, surtout au début de la maladie, des alternatives. A différents moments, à une journée d'intervalle, parfois, la constatation diffère, et nous avons vu souvent des inégalités oscillantes, des réflexes abolis, devenir simplement paresseux. Ce fait explique encore les divergences qui séparent les résultats des auteurs, et il met l'observateur consciencieux en demeure de suivre pas à pas l'évolution des lésions avant d'inscrire le résultat de l'observation. Au demeurant, d'ailleurs, nous considérerons comme l'ébauche d'une paralysie, et, partant, comme un signe précurseur, ces intermittences qui traduisent, en quelque sorte, les degrés de l'installation paralytique. Ce n'est pas à dire, cependant, qu'on doive y voir un signe nettement positif, car nombreuses sont les causes qui, chez un sujet même normal, sont capables d'influencer le phénomène : états d'excitation intellectuelle, de dépression (1), états toxiques, causes de compression circulatoire ou

(1) Austin. *Annales médico-psychologiques*, 1862, p. 177.

nerveuse, irritations à distance du sympathique, irritations réflexes.....

Mais, en l'absence de toute cause plausible, les variations du diamètre pupillaire sont comme un signal d'alarme des altérations qui se préparent dans la sphère nerveuse, et ce signe voit son importance se doubler quand il va de pair avec un signe inspirant déjà un doute.

> Mydriase complète double..... 34 fois.
> Myosis extrème double........ 119 fois.

Ce myosis extrème a coïncidé cinq fois avec le tabes et onze fois avec l'abolition des réflexes rotuliens.

c) **Inégalité pupillaire.** — 149 cas sur 207 malades, soit 71,9 p. 100.

Relativement à la pupille qui s'est trouvée le plus souvent plus large, nous avons constaté :

> 60 fois l'œil gauche.
> 79 fois l'œil droit.

Ces résultats concordent assez avec ceux des autres auteurs ; nous ne nous dissimulons pas toutefois les difficultés où l'on se trouve de constater parfois une inégalité à cause d'un myosis étroit.

Austin (in *Ann. méd.-psychologiques*, avril 1862), recommande d'examiner le malade dans une chambre obscure, car le malade dont les pupilles sont symétriques dans la salle commune présente de l'asymétrie dans une salle sombre.

M. Joffroy constate 63,4 p. 100 d'inégalités et, successivement : Mignot, 63 p. 100; Soukhanoff, 73 p. 100; Kaes, 62 p. 100; Œbeker (1), 64 p. 100; Moreau (2), 58 p. 100 ; Mobèche (3), 61 p. 100; Mendel (4), 60 p. 100 ; Boy (5), 77 p. 100; Doutrebente (6), 75 p. 100 ; Renaud (7), 65 p. 100 ; Briand (8), 80 p. 100; Christian et Ritti (9), 82 p. 100 ; Marie (10), 63 p. 100 ; Ballet, 65 p. 100; Arnaud, 81 p. 100.

Forster et Robin (11) signalent la précocité de l'inégalité comme un signe avant-coureur de la paralysie générale, surtout si elle coïncide avec la parésie des réflexes.

Il n'y a pas, croyons-nous, d'ordre établi dans l'apparition des troubles oculaires ; toutefois, nous croyons que l'inégalité pupillaire est un des plus précoces :

Vingt-une fois sur trente-neuf, 53 p. 100, elle a existé dès la période que nous pourrions appeler prodromique de l'affection ; neuf fois, nous l'avons vu évoluer, s'installer peu à peu avant de devenir

---

(1) *Allg. Zeits für Ps.*, t. L., p. 169.
(2) *Union médicale*, 1878.
(3) *Ann. méd.-psych.*, 1874 et 1875.
(4) *Die progress. paral. der Irren*, 1880.
(5) Th. Paris, 1879.
(6) Congrès de méd. mentale, 1878.
(7) Th. Paris, 1893.
(8) *Société méd.-psych.*, 26 février 1894.
(9) Dict. Dechambre.
(10) Thèse Paris, 1890.
(11) *Troubles oculaires des mal. Encéphale*, 1880.

définitif. Ce mot même n'a pas une exactitude absolue, car nous avons vu une inégalité diminuer très nettement à la phase ultime de la paralysie générale, et M. Cornu, de Pau, a pu constater des modifications au cours de trois rémissions.

Quoi qu'il en soit de ces variations plutôt exceptionnelles, l'inégalité est observée dans la grande majorité des cas, et c'est un signe que les auteurs signalent au premier rang.

Certes, nous n'ignorons pas combien l'inégalité pupillaire est fréquente chez des sujets normaux ou, du moins, indemnes de lésions cérébrales. M. Frenkel (1) les rapporte à des *causes de compression circulatoire ou nerveuse* : irritations à distance du sympathique (affection des plèvres, poumons, foie, etc...), irritations réflexes (lésions nasales, auriculaires, etc...) ; 17 p. 100 des malades examinés à l'Hôtel-Dieu avaient des inégalités fonctionnelles.

Cette révélation semble bien amoindrir la valeur prêtée à ce même signe dans la paralysie générale ; mais, outre que des troubles connexes peuvent guider et éclairer le diagnostic, il est rare que cette inégalité soit permanente. Et, d'ailleurs, un pourcentage bien moindre peut être opposé à celui de M. Frenkel ; Magnus (2), sur 14,392 personnes venant consulter pour les yeux, a trouvé 256 fois l'inégalité pupillaire, et, si l'on retranche les cas de paralysie générale, tabes, né-

(1) *Revue de Médecine*, 1897.
(2) In *Reche* (*Deutsche med. Woch.*, 1893).

vralgie, migraine, décollement, synéchies, etc...,
il reste 143 cas, c'est-à-dire 1 p. 100 pour personnes normales.

D'autre part, cette inégalité n'existe pas isolé-
ment dans la paralysie générale ; d'une façon également précoce, apparaissent les déformations
pupillaires, la paresse des réflexes, etc... L'inégalité de cause réflexe ou fonctionnelle signalée
par M. Frenkel reste d'habitude isolée et est, en
général, passagère : deux signes en opposition
avec ce que nous savons de la paralysie générale.

La connaissance des causes de ce réflexe écar-
tera d'ailleurs vite toute hésitation à propos de
ce symptôme ; il en sera de même des causes
intra-oculaires (iritis, synéchies, inégalité visuelle)
et voire même des lésions de périaortite (1) (ané-
vrismes et dilatations de la crosse de l'aorte et du
tronc brachio-céphalique, de l'artère carotide
gauche beaucoup plus rarement) par réaction de
voisinage sur le sympathique.

Si l'inégalité, du moins l'inégalité passagère est
un symptôme assez banal, il n'en est pas de même
de l'immobilité pupillaire et des déformations qui
l'accompagnent : le réflexe pupillaire est toujours
présent chez un être normal (observation basée
sur 200 examens) (2).

d) Altération des réflexes pupillaires.—Tanzi (3),
en 1899, Marandon de Montyel, Joffroy, ont in-

(1) Boudinski. L'inégalité pupillaire chez les aortiques (Th. Paris, 1903, n° 307).
(2) R. Cestan et Dupuy-Dutemps. Congrès de Grenoble, 1902.
(3) *Rivista di Path. nervosa*, septembre 1899.

sisté, à plusieurs reprises, sur un fait non signalé avant eux : *la variation des troubles de l'ouverture pupillaire*. Nous avons, nous aussi, constaté la fréquence de ces changements, surtout fréquents à la première période de la maladie. On peut les considérer comme l'installation par étapes de la paralysie, ces alternatives étant dues au progrès des lésions et à de nombreuses causes adjuvantes : circulatoires, inflammatoires ou réflexes.

L'énumération de ces alternatives nous entraînerait trop loin et, au surplus, n'ajouterait pas une valeur marquée, car, pour serrer idéalement le problème, il faudrait avoir pratiqué l'examen journellement, par exemple, et dans des conditions physiologiques semblables.

D'ailleurs, ces alternatives varient du plus au moins et ne jouent pas entre l'intégrité totale des réflexes et leur disposition ; elles vont de l'immobilité de l'un des réflexes à sa paresse, de l'altération totale des deux yeux à leur altération relative. Dans ces conditions, le travail devient simplement statistique et non plus clinique purement ; nous reconnaîtrons donc le fait et nous dirons qu'à la première période, où le jeu musculaire jouit encore d'une certaine facilité, des alternatives sont fréquentes ; elles diminuent ensuite avec les progrès de l'ankylose. Pratiquement, nous nous résumerons en disant que la constatation d'une intégrité pupillaire, en présence de signes inspirant le doute, doit nous réserver des examens ultérieurs qui pourront nous mettre en présence d'une anomalie significative et éclairer un diagnostic hésitant.

Pour tirer une conclusion légitime de la valeur diagnostique des signes oculaires, force est de les examiner aux trois périodes de la maladie, car un seul examen, en raison même des intermittences signalées, peut nous donner des résultats erronés. Il importe donc de suivre les paralytiques généraux du début à la fin de leur maladie.

Réflexe lumineux. — A. (40 malades observés aux trois périodes) :

	1ʳᵉ pér. (40 mal.).	2ᵉ pér. (39 mal.).	3ᵉ pér. (33 mal.).
(A) Abolition	5 (12,5 %)	9 (22,5 %)	21 (63,6 %)
(B) Affaiblissement	12 (30 %)	19 (48,7 %)	6 (18,1 %)
Intégrité	14 (35 %)	7 (17,9 %)	2 (6 %)
(C) Affaiblissement et abolit.	5 (12,5 %)	4 (10 %)	4 (12,1 %)
(D) Altération unilatérale	4 (10 %)	0	0
Altération en bloc (A. B. C. D.)	26 (65 %)	32 (82 %)	31 (93 %)

B. (167 malades observés après leur entrée à l'asile) :

	2ᵉ pér. (167 mal.).	3ᵉ pér. (130 mal.).
(A) Abolition	73 (43 %)	82 (63 %)
(B) Affaiblissement	56 (33 %)	29 (22,3 %)
Intégrité	15 (8,9 %)	7 (5,3 %)
(C) Affaiblissement et abolition	19 (11,3 %)	10 (7,6 %)
(D) Altération unilatérale	4 (2,1 %)	2 (1,5 %)
Altération en bloc (A. B. C. D.)	10 (92 %)	123 (94 %)

D'après ces résultats, nous pouvons presque prévoir la valeur de l'altération du réflexe lumi-

neux, car il s'est trouvé altéré en bloc, mais à
des degrés divers, dans une proportion de
65 à 94 p. 100. Les variations ont seules varié
du plus au moins, de l'affaiblissement à l'abolition : preuve nouvelle de l'importance qu'on doit
attacher à une altération quelconque de ce réflexe — puisque les 25 p. 100 des affaiblissements
sont passés à l'abolition. L'intégrité complète du
réflexe passe du 35 p. 100 au 6 p. 100, de la première à la troisième période. Après M. Marandon de Montyel et M. le Professeur Joffroy, nous
avons constaté, contrairement à l'opinion générale-
lement admise, que le réflexe lumineux peut se
trouver normal jusqu'à la phase ultime de l'évolution. Le pourcentage s'affaiblit jusqu'à la fin, au
point d'être presque insignifiant et de ne pas être
rencontré dans un nombre restreint de cas ou
dans un examen unique.

Pour résumer en bloc tous nos cas (207 cas) :

	1re période	2e période	3e période
Intégrité...........	35 %	14,4 %	5,65 %
Altération...........	65 %	87 %	93,5 %

M. Joffroy signale 75 p. 100 d'altération du
réflexe lumineux (il s'agit sans doute de la
deuxième période) ; Soukhanoff, 82 p. 100 ;
Francotte, 88 p. 100 ; Kaes, 73 p. 100 ; Mignot,
77 p. 100 d'abolition et 22 p. 100 de diminution,
soit presque le maximum. De même, M. Marandon n'a jamais trouvé le réflexe lumineux constamment normal chez un paralytique suivi pendant les trois périodes de son évolution. Les cas

d'intégrité que nous avons nous-même signalés n'ont pas une valeur relative, car nous avons pu vérifier qu'ils ne concernaient pas des malades ayant constamment eu cette intégrité : tel a eu de la normalité des réflexes lumineux à la troisième période, qui avait de l'abolition à la deuxième et réciproquement.

Donc, MM. Joffroy et Marandon ont raison d'insister sur les alternatives possibles et sur la nécessité d'examiner à plusieurs reprises les mêmes malades : cette technique aurait sans doute pour résultat d'uniformiser les statistiques des auteurs.

Réflexe accommodateur. — Nous nous sommes servi, ici encore, de la méthode d'observation à examens répétés au cours des différentes périodes de la paralysie générale :

A. (40 malades vus aux trois périodes) :

	1re période	2e période	3e période
Abolition............	5 (14,5 %)	16 (41 %)	21 (63,6 %)
Affaiblissement.....	4 (10 %)	8 (20,5 %)	7 (21,2 %)
Intégrité............	21 (52,5 %)	12 (30,7 %)	5 (15,1 %)
Affaiblissement et abolition .	6 (15 %)	3 (7,6 %)	0
Altération unilatérale.....	4 (10 %)	0	0
	40	39	33
Altération en bloc...	(47,5 %)	(69,2 %)	(84,8 %)

B. (167 malades vus à deux périodes) :

	2e période	3e période
Abolition.....	63 (37,7)	96 (73,8)
Affaiblissement..................	43 (25,7)	26 (20 %)
Intégrité	44 (26,3)	8 (6,1)
Affaiblissement et abolition........	11 (6,5)	0
Altération unilatérale.............	6 (3,5)	0
	167	130
Altération en bloc.................	(73,6 %)	(93,8 %)

Le résumé de tous nos cas se chiffre ainsi :

	1re période	2e période	3e période
Intégrité	52,5%	28,5%	10,6%
Altération.....	47,5%	71,4%	89,3%

Les deux réflexes iriens se trouvent altérés dans des proportions considérables : leur intégrité relative au début avoisine l'exception à la dernière période, si bien que la constatation d'une altération des réflexes iriens, au cours d'une maladie faisant déjà naître l'hypothèse de la paralysie générale, a une valeur indiscutable d'attente. Nous aurons à rechercher plus loin si cette valeur l'emporte sur les autres signes de la paralysie générale.

Comparant n c résultats à ceux que M. le Professeur Joffroy a publiés (1), nous trouvons une différence assez marquée ; ceux de M. Marandon de Montyel, au contraire, sans doute à cause du même mode d'investigation, sont très voisins, comme l'indique le tableau suivant. Les nôtres ont un pourcentage plus élevé, sans doute parce que nous n'avons pas fait figurer les cas alternants, les plaçant au titre altérations.

	Prof. Joffroy	M. Marchandon			Statistique pers.		
		1	2	3	1	2	3
Altération réfl. accomm.	24%	36	66,3	83,2	47	71	89
— — lumin..	75%	56	80	96	75	90	94

Mignot trouve 77 p. 100 immobilité au réflexe lumineux et 22 p. 100 diminution ; Siemerling,

(1) *Arch. Neurol.*, mai 1904.

92 p. 100 (1); Soukhanoff et Gannouchkine, 82 p. 100(2); Briand, 73 p. 100(3); Ballet et Blocq, 82 p. 100.

Nous trouvons donc une proportion énorme de troubles oculaires aux diverses périodes de la paralysie générale et, avec M. Ballet, nous avons constaté des étapes successives presque toujours régulières de l'installation de ces troubles ; ce sont les déformations, l'irrégularité dans la contraction, l'inégalité et, en même temps, la parésie, puis la paralysie avec des alternances marquant les étapes de l'ankylose, laquelle se porte d'abord sur le réflexe lumineux avant d'atteindre le réflexe accommodateur.

De la sorte, des types divers d'ophtalmoplégie partielle se trouvent constitués :

Parésie du réflexe lumineux.
Abolition du réflexe lumineux.
Abolition du réflexe lumineux avec parésie du réflexe accommodateur.
Abolition du réflexe lumineux et du réflexe accommodateur,

Comme le dit M. Ballet, *pendant un temps* existe le symptôme d'Argyll, mais pendant un temps seulement, alors que dans le tabes il est permanent (4). Ce temps se prolonge, de ce fait que la parésie simple de l'accommodation peut passer inaperçue.

(1) *All. Zeits. f. Psych.*, t. LIII, fasc. 5.
(2) *Arch. Neurol.*, sept. 1902.
(3) *Soc. médico-psychologique*, février 1894.
(4) BALLET et BLOCQ, in *Traité Charcot-Bouchard*, t. X, p. 1040.

D'autre part, la comparaison de nos deux tableaux généraux, en égard à l'intégrité des réflexes accommodateur et lumineux, montre une proportion beaucoup plus forte de l'altération du réflexe lumineux, au début surtout. Et il vient alors aussitôt à la pensée le désir de savoir si l'on ne trouverait pas là la constitution du signe d'Argyll-Robertson. En effet, avec MM. Joffroy, Renaud, etc..., nous avons constaté la réalisation fréquente de ce signe, surtout aux deux premières périodes de la maladie.

	1re pér. (40 cas)	2e pér. (204 cas)	3e pér. (163)
Argyll très net	5 (12,5 %)	21 (11 %)	13 (7 %)
Réflexe lumineux aboli. Réflexe accommodateur affaibli..	12 cas (30 %)	48 (23 %)	16 (9,7 %)

M. Ballet trouve :

Argyll double.................... 1/17
Double réaction affaiblie 0/17

Et ce résultat s'approche du nôtre.

Par contre, MM. Joffroy et Renaud (1) trouvent dans l'Argyll-Robertson un symptôme précoce qui existerait dans 50 p. 100 des cas à la première période. Si nous totalisons les cas où le signe est net et ceux où la réaction accommodatrice existe, mais est affaiblie à notre sens, nous trouvons un résultat analogue à celui de ces auteurs.

Leur pourcentage semble bien d'ailleurs être formé des cas d'Argyll net et de l'affaiblissement

(1) Thèse Paris, 1893.

simple, si l'on se rapporte aux lignes suivantes de M. Joffroy : « Ce signe s'établit d'une façon lente et progressive, et quand on assiste à l'affaiblissement des réflexes lumineux (les réflexes accommodateurs restant intacts), *on peut attribuer à cet affaiblissement la même valeur qu'au signe d'Argyll-Robertson.* Cet affaiblissement progressif des réflexes lumineux est bien la règle, et, le plus généralement, une fois installé, le signe d'Argyll-Robertson reste immuable (1). »

Nous croyons au contraire, avec M. Ballet, que l'existence de ce signe ne constitue le plus généralement qu'une étape de la parésie, et celle-ci, augmentant le territoire de son action, détruit ce symptôme passager et non pas immuable, croyons-nous.

Le symptôme d'Argyll-Robertson semble bien le produit de la marche inégale de la parésie, et à l'envahissement paralytique que nous avons déjà signalé correspond la diminution de fréquence de ce symptôme.

Nous n'avons fait figurer que les cas très nets, et avec raison, car il est déjà très difficile d'obtenir des résultats à une période où les malades sont ou inattentifs ou indociles.

e) Troubles ophtalmoscopiques. — Nous n'avons pas pu pratiquer l'examen ophtalmoscopique de tous nos malades, leur indocilité ou des raisons d'outillage nous en ayant empêché.

Cependant, nous avons pratiqué cet examen

_____

(1) JOFFROY, *Arch. Neurol.,* mai 1904, p. 360.

sur cinquante-huit malades, à l'asile, c'est-à-dire à une période assez avancée de leur maladie. Les résultats que nous avons trouvés ne nous permettent pas de croire à un moyen de diagnostic fidèle : outre que ces lésions sont souvent légères, même pour des paralytiques avancés, elles sont assez banales et leur ressemblance avec des lésions ophtalmoscopiques tributaires de l'athérome, alcoolisme, albuminurie, brightisme et autres intoxications, ne nous semble pas permettre de trancher, grâce à elles, un diagnostic.

Plusieurs fois, nous avons pratiqué des examens sériés chez les mêmes malades et nous avons pu nous convaincre que les états de congestion avec varicosités veineuses augmentaient avec les phases d'agitation du malade, périodes actives de la maladie.

De même, nous avons constaté deux fois une atténuation manifeste des lésions chez deux malades observés, d'une part, en période maladive et, d'autre part, en rémission.

C'est bien là une donnée rationnelle, la rétine étant une portion extériorisée du cortex et nous décelant l'état de la surface corticale. M. Keraval a appelé justement l'attention sur ce fait en plusieurs travaux. Mais l'appréciation de ce phénomène en miroir, en quelque sorte, ne manque pas d'être délicate et de dépasser, à cause de notre faible expérience peut-être, les données de la clinique pratique et usuelle. Elles sont moins la traduction de la maladie que l'expression de son degré.

Quoi qu'il en soit, nous avons constaté, sur cinquante-huit cas, les altérations suivantes que nous plaçons dans l'ordre de leur évolution régressive :

Couleur cuir avec stries foncées..... 9
Œdème (bords indécis)............ 4
Décoloration papillaire (état lavé,
   couleur blanc bleuâtre)......... 11
Atrophie papillaire............... 8
                         32 soit 55,1 %

Keraval (1) trouve, chez des malades examinés sensiblement aux mêmes périodes que les nôtres, des lésions à peu près semblables, mais dans une proportion plus forte (82 p. 100).

Reznikow (2), Tanzi (3), Oliver (4), Duterque (5), insistent également sur la fréquence de ces altérations ; Oliver est d'avis que les lésions des tissus intra-oculaires dans la paralysie générale sont si certaines et si persistantes, dans leur aspect, qu'elles sont tout à fait caractéristiques de cette maladie ; mais, ajoute-t-il, ces signes sont incertains au début, d'où incertitude pour un diagnostic précoce.

D'autre part, Magnan (6) ne trouve aucune lésion du fond de l'œil dans les deux tiers des cas ; Ballet (7) et Jocqs ont toujours trouvé la papille

(1) KERAVAL et RAVIART. Congrès Grenoble, 1902; Arch. Neurol., 1903.
— KERAVAL et DANJEAN. Archives Neurol., mars 1904.
(2) Arch. Neirologie, 1902.
(3) Rivista di path. nervosa, septembre 1899.
(4) University Medical Magazine, mars 1884.
(5) Ann. médico-psychologiques, 1882.
(6) Gaz. Hôpitaux, 1868.
(7) In Leçons cliniques.

normale ; plus récemment, MM. Joffroy, Sauvi-
neau et Schrameck n'ont observé que 12 p. 100
d'altérations du fond d'œil sur 227 malades observés.

Comme on le voit, des différences considérables séparent les auteurs : elles varient de 82 p. 100
à un pourcentage infime (Ballet). Si certains auteurs, avec Hepburn (1), estiment que les symptômes ophtalmoscopiques peuvent apparaître de
un à trois ans avant les symptômes classiques et
constituer un appoint important pour un diagnostic précoce, d'autres sont près d'en nier la
valeur. Peut-être s'agissait-il, dans ce cas, d'une
atrophie papillaire syphilitique, la paralysie générale n'étant venue qu'après. Quoi qu'il en soit,
nous croyons que des altérations réelles du fond
de l'œil sont assez tardives pour ne pas constituer un signe de valeur ; nous ajoutons que les
altérations plus légères, n'ayant rien de caractéristique, peuvent se confondre avec beaucoup de
causes pathogéniques variées.

Sans doute, elles constituent un appoint de
présomption, mais, du reste, une étude complète
de ces lésions est encore à faire pour les premières périodes de la maladie, et il nous semble
que ces lésions traduisent plus le degré de la maladie qu'elles ne la dévoilent.

f) **Paralysies.** — Indépendamment des parésies
ou paralysies iriennes, on peut encore trouver

(1) *American Journal of Insanity*, janvier 1895.

chez les paralytiques généraux des troubles de la musculature externe de l'œil.

Sur nos 207 malades, nous avons rencontré :

14 ptosis (dont 8 fois unilatéral).
7 troubles parléto-paralytiques du moteur oculaire commun.
8 — — du moteur oculaire externe.
4 blépharospasme.
8 nystagmus (dont 2 fois très accusé).

En somme, il s'agit d'une proportion assez faible de cas, au surplus non caractéristiques et banals, puisqu'ils sont de mise chez des sujets syphilisés ou intoxiqués et surtout exposés à des ictus épileptiformes ou apoplectiformes. La plupart de nos cas se sont rencontrés chez des sujets syphilitiques avérés et chez des tabétiques, ou bien ont été consécutifs à des ictus.

On a noté une saillie anormale du globe oculaire, fait qui n'a rien de surprenant, si l'on songe à la possibilité d'une parésie généralisée des muscles de l'orbite laissant se propulser en avant le globe que leur tonus ne retient plus. C'est, d'autre part, un signe d'appréciation variable et n'offrant rien de caractéristique ; nous l'avons noté cependant chez vingt-deux sujets (10,6 p. 100).

g) **Troubles trophiques.** — Egalement, certains auteurs ont remarqué une convexité exagérée du globe oculaire : elle serait sans doute due à des troubles osmotiques ou sécrétoires se passant dans la chambre antérieure. Mobèche, sans y attacher d'ailleurs une valeur spéciale, signale

40 p. 100 de cas d'augmentation marquée et 15 p. 100 d'augmentation légère.

Sans y insister, nous signalerons que nous avons remarqué un grossissement apparent du globe oculaire dans 20 p. 100 des cas.

h) Cécité. — Marcé (1) signale l'affaiblissement progressif de la vue comme un symptôme précurseur de la paralysie générale; Dagonet (2) ajoute le ptosis à l'amaurose; Billod (3) a vu assez souvent de la cécité; Foville (4) cite, comme tous ces auteurs, l'amaurose et la paralysie de la troisième paire. Parchappe, Calmeil, Morel, Lasègue, au contraire, ont vu exceptionnellement un affaiblissement progressif de la vue allant jusqu'à la cécité complète dans les derniers temps de la paralysie générale. De nos jours, on retrouve peu la cécité, et, en général, les troubles de la vision sont assez peu marqués : ils n'ont du moins pas répondu à notre attention.

Souvent, au début de leur internement, nous avons déterminé l'acuité visuelle de nos malades, et elle nous a paru généralement normale. L'affaiblissement de la vision, — si affaiblissement il y a, — nous paraît devoir procéder de l'affaiblissement général des fonctions, et c'est tout.

Une remarque, cependant : en ce moment, se trouvent, à l'asile de Pau, quatre paralytiques

(1) *Traité Maladies mentales*, 1862.
(2) *Traité Maladies mentales*, 1894, p. 586.
(3) *Ann. médico-psychologiques*, 1863.
(4) *Ann. médico-psychologiques*, 1873.

généraux aveugles, dont l'affection a débuté par un tabes fruste. Il est assez admis que le tabes arrête son évolution, marque le pas, après que le nerf optique a été lésé : mais, plus tard, une poussée de méningo-encéphalite peut venir compliquer ce tabes souvent méconnu et réaliser un mode de paralysie tabétiforme, si bien qu'on pourrait mettre sur le compte de la paralysie générale une particularité d'origine tabétique. D'ailleurs, ces cas sont l'exception et ne trouvent pas leur place dans l'échelle des signes diagnostiques usuels.

i) **Champ visuel.** — Reznikow a signalé des modifications importantes du champ visuel et il se déclare prêt à le doter d'une valeur diagnostique.

Nous n'avons pas tenté l'expérience. On peut, d'ailleurs, se demander si l'on doit ajouter foi aux réponses de malades souvent inattentifs et si, d'autre part, les troubles iriens ne sont pas la cause de ces troubles secondaires.

RÉSUMÉ DES TROUBLES OCULAIRES

———

La lecture des pourcentages que nous avons rapportés explique assez l'importance que, depuis Parchappe, on accorde aux troubles oculaires dans la paralysie générale. Les auteurs sont tous d'accord pour constater leur fréquence, et si les recherches diffèrent parfois, ce n'est, du moins, qu'au voisinage de 70 à 80 p. 100, écarts qui peuvent s'expliquer par la variété du mode d'investigation. Depuis quelques années, l'attention a été appelée sur les causes multiples d'erreur pouvant résulter de la technique à suivre et, en regard, il est permis de constater que les résultats les plus récents comptent, en effet, moins de divergence.

Au fur et à mesure que nous avons analysé chaque trouble oculaire, nous avons indiqué les résultats de ces auteurs, et nous ne pouvons manquer d'inscrire déjà cette conclusion que : les troubles oculaires font presque partie intégrante de la paralysie générale. Nous aurons à voir la fréquence des autres signes et à en faire entre eux la comparaison.

Tous nos paralytiques ont présenté des troubles oculaires : 77 p. 100 (dont 60 p. 100, dès la 1re période) avec des déformations pupillaires (81 p. 100, Briand) ; 72 p. 100 (dont 53 p. 100, dès la 1re pé-

riode) avec de l'inégalité pupillaire (82 p. 100,
Christian et Ritti ; Bewan-Lewis, 80 p. 100 ; Joffroy, 93 p. 100 ; Francotte, 88 p. 100), et encore
M. Joffroy ajoute que son chiffre signifie seulement que 7 p. 100 ne présentaient pas de troubles,
au moment de l'examen, ce qui n'implique rien
pour le passé ou l'avenir.

Quant aux troubles réflexes iriens, le maximum
absolu est atteint, de l'avis de Mignot, Renaud,
Parinaud, Ballet, Marandon de Montyel.

Parinaud considère l'ophtalmoplégie interne
totale comme presque toujours en rapport avec la
paralysie générale, dont elle est souvent une manifestation précoce.

Ballet considère que, dans la paralysie générale, il s'agit, en somme, d'une « ophtalmoplégie
interne, graduelle et progressive », et nous avons
vu, par les chiffres de cet auteur et de M. Marandon, combien la paralysie de l'accommodation
était loin d'être rare, ainsi que l'écrit M. Joffroy,
et, par suite, combien l'ophtalmoplégie interne
totale est le terme ultime vers lequel on tend.
Ajoutons que sa réalisation est la règle.

Telle est la valeur positive de ces troubles ;
cherchons maintenant leur valeur différentielle,
par comparaison avec la valeur des autres signes,
habituellement recherchés dans le diagnostic de
la paralysie générale.

DEUXIÈME PARTIE

Valeur comparée des Troubles oculaires et des autres signes de la Paralysie générale.

Nous commencerons par les signes les plus usuels à constatation aisée et indépendante de l'interprétation.

a) **Réflexes rotuliens :**

	1re période (10 malades)	2e période (207 malades)	3e période (163 malades)
Normaux	7 (17,8 %)	43 (21,8 %)	41 (25 %)
Anormaux	33 (82,8 %)	103 (78,8 %)	122 (74 %)

Relativement à cette anormalité, nous avons dû adopter plusieurs termes de comparaison. Comme le dit M. Renaud, rien n'est plus variable que le réflexe patellaire, pris chez des individus en bonne santé, et on ne sait préciser à quel moment un réflexe cesse d'être faible pour être normal ; mais étant donné que nous avons trouvé tous les degrés, depuis l'exagération manifeste jusqu'à l'abolition, il nous a paru rationnel d'établir un groupement pour les réflexes que nous avons jugés diminués. Ce n'est donc que le résultat d'une impression, mais n'est-ce pas aussi une impression qui fait désigner, sous le nom de normal, un réflexe dont nous ne savons pas mesurer la normale au sens absolu ; si bien qu'on ne saurait désigner les réflexes autrement que sous le vocable *abolis* ou *exagérés*. Cette considération montre combien il est utile d'être en possession de signes non susceptibles d'interprétation.

Il est admis que les réflexes rotuliens ont une tendance à redevenir normaux avec les progrès de la maladie ; nos résultats sont d'accord avec les données admises sur ce point. Ils concordent également avec les proportions des réflexes anormaux signalés par la plupart des auteurs :

Renaud, 86 p. 100 ; Briand, 87 p. 100 ; Cramp-Beatley, 83 p. 100 ; Bettencourt-Rodrigues, 78 p. 100 ; Fergusson, 72 p. 100 ; Soukhanoff et Gannouchkine, 88 p. 100 ; Joffroy, 80 p. 100 ; Schaw, 57 p. 100 ; Claus, 68 p. 100 ; Siemerling, 68 p. 100 et Marandon de Montyel (67,8 p. 100). Seuls, les résultats diffèrent, et la cause doit en être recherchée, selon nous, dans la seule manière de classer un réflexe douteux (affaibli ou normal), à moins de créer des subdivisions pour les réflexes : *légèrement, très, considérablement affaiblis*, etc., etc.

Relativement aux modes de l'anormalité, nous

avons trouvé le pourcentage suivant par rapport au nombre total de malades :

	1re période	2e période	3e période
Réflexes abolis	16 %	11 %	10,4 %
Réflexes diminués	25 %	4 %	8 %
Réflexes exagérés	51,5 %	63,5 %	47,6 %
Réflexes normaux	17,5 %	21,5 %	25,1 %

Tous les auteurs ont remarqué la forte proportion des réflexes exagérés.

Nous ne croyons pas utile de faire une moyenne de ces modifications, car il nous paraît évident qu'un pourcentage n'a de valeur que par rapport à la période qu'il concerne.

Nos résultats se trouvent représenter à peu près la moyenne obtenue par les auteurs qui varient, pour l'*exagération* :

Renaud, 73 p. 100 ; Fergusson, 63 p. 100 ; Briand, 57 p. 100 ; Soukhanoff, 50,5 p. 100 ; Claus, 52 p. 100 ; Sollier, 45 p. 100 ; Marandon, 39 p. 100 ; Siemerling, 35 p. 100 ; Schaw, 30 p. 100 ; et pour l'*abolition* :

Joffroy, 40 p. 100 ; Bettencourt-Rodrigues, 20 p. 100 ; Briand, 20 p. 100 ; Cramp-Beatley, 27,7 p. 100 ; Siemerling, 26 p. 100 ; Moelli, 20 p. 100 ; Sollier, 20 p. 100 ; Fergusson, 18 p. 100 ; Claus, 15 p. 100 ; Renaud, 14 p. 100 ; Muhr, 12 p. 100.

Numériquement, nous pouvons déjà remarquer qu'une différence sensible existe entre le pourcentage des troubles oculaires et celui des troubles du réflexe patellaire.

b) **Embarras de la parole.** — Ce symptôme est l'un des plus caractéristiques de la paralysie générale ; nous ne l'avons jamais trouvé en défaut, et nous le déclarerions presque pathognomonique si son apparition ne l'avait fait alors rapprocher des troubles de la parole que présentent, à la phase ultime de leur maladie, certains hémiplégiques. Encore faudrait-il dire que, dans ces cas d'hémiplégie, la langue ne peut plus exécuter de grands mouvements d'ensemble ; dans la paralysie générale, au contraire, les seuls mouvements de prononciation sont altérés, car il faut, pour le langage, imprimer à la langue des mouvements de précision, les combiner adroitement, et, pour cela, il faut un cerveau capable de maîtriser les muscles du mouvement.

Cette gêne dans l'articulation des mots est assurément un signe qui frappe l'attention de l'observateur ; parfois, même, on le remarque avant l'apparition des autres symptômes. Mais, en regard de cette importance, se dresse la difficulté d'appréciation : ce n'est, parfois, qu'un arrêt, un peu de blésité, une brusquerie de prononciation qui peuvent aussi bien être mis sur le compte d'une hésitation passagère et banale, d'une habitude, d'un état émotif, d'un mode accoutumé d'articulation. Et l'on arrive à dire que si les troubles de l'articulation sont des plus caractéristiques, s'ils peuvent précéder les autres signes, leur constatation n'a de valeur que pour l'observateur et ne peut pas s'inscrire sous une forme dogmatique. A une période précoce de l'affection, ces troubles sont, d'ailleurs, assez peu accusés, en général, si peu accusés qu'ils sont mis souvent sur le compte d'une habitude propre au malade qu'il faudrait donc déjà connaître.

Dans ces conditions, l'on peut dire que si les troubles de la parole sont caractéristiques dans la paralysie générale, leur interprétation est parfois délicate et souvent tardive : c'est une hésitation, un faux pas, un achoppement, un léger bredouillement, ou mieux un mélange de ces signes. La lésion porte d'abord sur la qualité psychique (sorte d'irrésolution, parce que les associations ne peuvent plus s'accomplir avec la promptitude d'autrefois), puis sur la qualité psycho-motrice des mouvements combinés.

Les modifications de l'écriture passent par les mêmes phases ; au début, elles dépendent seulement de l'affaiblissement psychique, et, à la fin, elles ont un caractère organique et résultent de l'altération profonde de la motilité. Mais les troubles purement moteurs n'ont pas la même valeur spécifique que les troubles psycho-moteurs.

c) Tremblement. — Un des premiers symptômes moteurs est bien le tremblement qui se fait sentir principalement dans les muscles de la face, les lèvres, la langue. Les lèvres sont sans cesse animées de légers mouvements ; les muscles du menton présentent des contractions fibrillaires ; la lèvre supérieure s'abaisse comme mue par un spasme menu. Cette dernière modalité est une de celles désignées dans nos observations sous le nom de tremblement des muscles péri-buccaux, et nous ne l'avons jamais vu manquer, au cours de l'évolution, d'une paralysie générale ; dès la première période, nous l'avons reconnue souvent, et si sa constatation ne nous a pas dicté le diagnostic, elle nous a, du moins, conduit à tenir davantage compte d'autres petits signes presque insignifiants, en particulier, mais très instructifs par leur coexistence.

1ʳᵉ période	2ᵉ période
24/40, soit 60 %.	189/207, soit 90,3 %.

A la troisième période, ce tremblement se confond avec le tremblement fibrillaire, qui s'est généralisé aux extrémités et les secousses qui agitent en masse les muscles.

d) **Attaques paralytiques.** — Les attaques sont particulièrement fréquentes au cours de la paralysie générale, et nous ne saurions avoir en vue celles qui surviennent au cours de la maladie, plus particulièrement dans sa période avancée. Leur importance se trouve diminuée de ce fait que la maladie a alors évolué et est devenue franchement reconnaissable. Par contre, au début de la paralysie générale, les attaques ont une importance diagnostique sur laquelle on n'insiste peut-être pas assez.

Il s'agit, en général, de phénomènes congestifs, de durée très courte et retenant souvent à peine l'attention. Cependant, si l'entourage est interrogé à ce sujet, il est rare qu'on n'apprenne pas que des pâleurs subites « des commencements de syncope », des sortes de vertige avaient, en effet, été constatées : ces accidents sont moins des complications que des symptômes de la maladie.

Les renseignements manquent trop souvent dans les asiles publics pour la période prodromique des affections qui y sont traitées, et nous ne sommes donc pas en mesure de donner un pourcentage absolu à ce sujet.

Pourtant, nous trouvons, pour quarante cas, vingt-quatre fois l'existence de troubles dans la dynamique cérébrale dès le début apparent de la maladie, soit 60 p. 100 des cas.

e) **Affaiblissement musculaire.** — **Troubles de la sensibilité.** — Il est banal de dire que la démarche du paralytique est lourde, mal assurée dès l'origine; mais cette insuffisance est difficile à reconnaître, à cause de la suppléance que procurent l'entrain et l'activité cérébrale du malade au début. Ce signe est d'ailleurs difficile à apprécier et à doser en quelque sorte.

Il en est de même de la sensibilité qui, pour être toujours atteinte, est assez peu troublée au début pour être évaluée suivant un mode numérique. Au surplus, on ne peut guère se fier aux réponses d'un malade que sa mentalité souvent satisfaite et réjouie égare dans ses réponses.

Voisin a signalé l'onosmie au chapitre des signes précoces; nous n'avons pu attribuer une place importante à ce signe, sans doute à cause de la pénurie des renseignements qui ont pu nous être fournis. Il en est de même des altérations du sens gustatif et auditif, mais il est probable que les sensations accusées par les malades sont amplifiées par le déficit intellectuel et sont davantage du ressort des troubles psychiques.

Par contre, souvent nos malades avaient accusé des sensations viscérales diverses les conduisant rapidement à des interprétations de négation d'organe ou d'hypocondrie exagérée; de même, quinze fois sur quarante (37,5 p. 100), des céphalagies sont signalées, et trois fois seulement la migraine ophtalmique.

Il en est de même des troubles des fonctions génitale, digestive, urinaire : à leur propos, on peut dire qu'elles échappent à une constatation sérieuse, et que si la maladie est globale, progressive dans son ensemble, elle ne manque pas d'être irrégulière dans ses détails.

f) **Troubles de la physionomie.** — Ces troubles sont très importants, mais il est très difficile de les traduire et de faire partager au lecteur l'impression que produit, sur un observateur attentif et expérimenté, la physionomie d'un paralytique général au début.

Ces troubles correspondent, d'une manière précoce, à l'affaiblissement psychique, et, de même que la parole traînante signalée plus haut, ils traduisent la paresse d'un appareil musculaire délicat. Plus tard, ils résultent de l'altération profonde de la motilité.

Le regard est brillant, animé et contraste avec l'aspect somnolent et lourd de la face, qui prend rapidement l'allure d'un masque. Le contraste

est plus accusé encore entre l'activité intellectuelle fréquente et son défaut de traduction par
une mimique appropriée. Il en est de même de la
dissociation musculaire dans la mimique signalée
par M. Dupré : *plissement du front et contraction des sourciliers à côté de la somnolence de
la face.*

Ce sont autant de signes de valeur pour le clinicien, mais leur constatation, si utile, se prête
peu à une étude comparative et abstraite.

g) Troubles psychiques. — On l'a dit avec raison : *le vrai stigmate de l'affection est la démence;* mais sa constatation ne laisse pas de
comporter des difficultés, soit qu'un état de torpeur empêche les manifestations qui la pourraient
déceler, soit qu'un état d'excitation, au contraire,
la fasse passer à l'arrière-plan et explique, au
besoin, les défaillances constatées.

Pour si caractéristiques que soient les troubles
psychiques d'une paralysie générale en voie d'évolution, il est nécessaire que les plus essentiels des
signes physiques et intellectuels soient représentés *à la fois* dans le tableau clinique pour
qu'on soit autorisé à porter le diagnostic de paralysie générale.

Après coup, en quelque sorte, on sait attribuer
à la paralysie générale tel symptôme mental re-
connu quelques mois auparavant et non classé,
mais les troubles prodromiques ne sont pas faciles
à bien déterminer, en raison même de leur irrégularité et de leur diversité.

Il suffit, pour s'en convaincre, de constater avec nous la forme vésanique prise par la maladie.

	1re pér.	2e pér.	3e pér.
Forme hypocondriaque............	4 %	1 %	0
Forme mélancolique..............	7 %	5 %	0
Forme maniaque	37 %	24 %	9 %
Forme démente..................	49 %	69 %	90 %
Forme confusionnelle avec torpeur..	3 %	1 %	1 %

Ces données concordent avec celles qu'ont publiées MM. Soukhanoff et Gannouchkine (1) ; sur 682 cas, ces auteurs ont observé :

Forme circulaire............	4,23 %.
Forme hypocondriaque.......	3,63 %.
Forme mélancolique........	6,04 %.
Forme paranoïde............	2,01 %.
Forme maniaque............	34,20 %.
Forme démente.............	49 %.

Ces résultats n'ont, d'ailleurs, qu'une valeur relative, étant données les conditions de régions, de sexe, d'habitudes alcooliques, etc., capables de les modifier.

Il ressort, néanmoins, de ces tableaux, la diversité des aspects vésaniques peu capables par eux-mêmes de préparer le diagnostic de l'affection, mais ces délires précèdent la démence et lui empruntent, déjà, une physionomie spéciale.

Cette démence est, en effet, caractéristique, et, dès le début de la maladie, on retrouve ses manifestations : personnalité comme engourdie, modi-

(1) *Archives de Neurologie*, sept. 1902.

fications inconscientes du caractère, affaiblissement de la faculté de concentrer, de coordonner des idées, lacunes inégales de la mémoire, diminution de l'aptitude à juger et à critiquer, erreurs grossières, notion imparfaite du temps, de l'espace, oubli des devoirs accoutumés; le malade prend tout en plaisantant ou avec nonchalance. De tout cela, le malade ne s'en aperçoit pas et ne s'en rend pas compte si on ne l'en avertit. Cette inconscience n'est peut-être pas assez signalée et différencie souvent les troubles mentaux paralytiques des autres états psychopathiques.

Donner une importance majeure à l'allure démentielle de la maladie, n'est pas cependant en déposséder totalement les troubles oculaires qui, au contraire, sont capables de fournir un appoint décisif au diagnostic ébauché par le déficit intellectuel.

Nous ne saurions trop le répéter, le diagnostic de la paralysie générale se fait surtout d'après un ensemble de signes importants constituant comme une pléiade dans laquelle doivent figurer les troubles oculaires suffisants à eux seuls pour inspirer le diagnostic ou pour l'achever par la coexistence des autres signes : démence, tremblements, troubles de la parole.

h) **Ponction lombaire.** — La recherche des éléments blancs dans le liquide céphalo-rachidien a éclairé d'un jour nouveau le diagnostic de la paralysie générale, et si des réserves imposées par des constatations ultérieures ont atténué l'espoir énorme qu'avait fait naître, au début, cette découverte, il n'en reste pas moins qu'elle conserve une valeur que peu d'autres signes atteignent.

La constatation en excès de ces éléments blancs permet, disait-on, d'affirmer, dans un grand nombre de cas, la paralysie générale ; ce fait était d'autant plus séduisant que cette prolifération existait surtout au début de la maladie et permettait un diagnostic plus précoce. Ce diagnostic était presque spécifique pour l'alcoolisme, et MM. Joffroy et Mercier (1) pouvaient dire que l'évolution avait constamment confirmé un diagnostic établi par la constatation d'un nombre anormal d'éléments blancs dans des cas de paralysie générale tout à fait semblables, par ailleurs, à des cas d'alcoolisme. A plus forte raison, ce signe permet de distinguer une paralysie générale au début d'une psychose. Alors qu'il existait chez 80 p. 100 des paralytiques, on ne le constatait ni chez 14 alcooliques, ni chez 18 vésaniques. De tels résultats étaient confirmés par MM. Duflos (2), Breton (3), Laignel-Lavastine (4), Sicard, Dupré et Devaux, Séglas et Nageotte, Jaulin (5), etc...

Mais des cas négatifs ont été constatés et des causes multiples de prolifération ont été dévoi-

---

(1) Congrès de Grenoble, 1902.
(2) Thèse Paris, 1902.
(3) *Bulletin Société méd. Hôpitaux*, 27 juin 1903.
(4) *Gazette des Hôpitaux*, 13 juin 1903.
(5) *Annales méd.-chirurg. du Centre*, 10 janvier 1904.

lées. C'est ainsi que le tabes, la méningite chro-
nique des alcooliques, suffisent à expliquer la
présence des éléments blancs, et l'on a à se demander, en présence des troubles mentaux dans
ces cas, s'ils sont passagers ou si l'on a à incriminer les lésions cérébrales de la paralysie générale : la ponction est impuissante, puisque le
tabes, par exemple, suffit à expliquer la lymphocytose.

i) **Cyto-diagnostic.** — De même, on tend à faire
du cyto-diagnostic positif un signe de syphilis
avec atteinte du système méningé et nerveux (1) :
trop nombreux sont les syphilitiques pour qu'on
ne voit pas là une atténuation de la valeur de ce
signe appliqué à la paralysie générale.

Quoi qu'il en soit, cette constatation restreint,
du moins, singulièrement le champ du diagnostic.

D'autre part, le cyto-diagnostic est constamment négatif dans les cas de psychoses et de né-
vroses vraies, et ce fait, qui est en rapport avec
leur néant anatomo-pathologique, réserve un
moyen diagnostique de tout premier ordre.

A côté de ces incertitudes, il convient d'ajouter
que le cyto-diagnostic exige une instrumentation
et une technique spéciales, inconvénient dont pro-
fite la valeur des signes oculaires.

(1) SCHOENBORN. *Neurologie Centr.*, 1er juillet 1903.

TROISIÈME PARTIE

Discussion et Synthèse.

La symptomatologie de la paralysie générale est si étendue que nous avons été obligé de faire un choix et de limiter notre argumentation aux symptômes les plus usuels et traduisant le mieux la physionomie spéciale de l'affection. Nous avons pu montrer la valeur exceptionnelle que prennent certains d'entre eux, valeur parfois pathognomonique, que ne possèdent pas au même degré les troubles oculaires. Il n'en reste pas moins vrai que leur constatation est souvent assez tardive ou subjective et sujette à interprétation ; cette considération doit entrer en ligne de compte et, sans amoindrir leur propre valeur diagnostique, elle dote du moins nos troubles oculaires d'une importance qui semble grandir chaque jour.

Ceux-ci, en effet, ne présentent pas, à un degré plus haut, un caractère de spécificité, mais leur précocité reconnue, la facilité de leur constatation peu sujette à une notation subjective, leur constance approximative rachètent telle qualité plus précieuse des autres. Ils méritent de figurer à côté d'une sorte de trépied diagnostique que formeraient les troubles de la parole, le tremblement fibrillaire et un certain cachet de défaillance intellectuelle.

Nous avons donc analysé chacun des troubles oculaires dans la paralysie générale et, comparant nos résultats à ceux des auteurs, nous avons défini leurs caractères et établi leur degré de fréquence.

Nous avons montré la hiérarchie de ces altérations et suivi les étapes du processus qui paraît commencer par des modifications dans le diamètre pupillaire et des inégalités dans le tonus musculaire, se traduisant par des irrégularités dans le contour de la pupille. Après ce premier signe en date de l'altération de l'innervation de l'iris, apparaît la parésie, qui se traduit par la diminution de l'un ou des deux réflexes pupillaires pour constituer parfois le signe d'Argyll-Robertson et se continuer par l'ophtalmoplégie interne. La scène se passe autour du champ irien, — la musculature externe restant généralement indemne, — mais le fond de l'œil apporte sa part de constatation ; il réalise une sorte d'«autopsie sur le vivant » et marque les étapes de la maladie plus qu'il ne la caractérise.

Sans aucun doute, ces troubles ne suffiraient pas au diagnostic : vient-on consulter, d'ailleurs, pour ces seuls symptômes ? Non. Les symptômes associés (tremblement, troubles de la parole, etc.) augmentent de valeur par leur voisinage avec les troubles oculaires, et réciproquement.

L'embarras de la parole, le tremblement fibrillaire ont un cachet presque pathognomonique, mais leur apparition est parfois tardive, ou manque un certain temps de netteté, et, de ce fait, résulte un avantage en faveur des signes oculaires.

Le cyto-diagnostic a une valeur précieuse, mais sa technique et son instrumentation ne laissent pas de diminuer son importance pratique.

Comparativement aux altérations du réflexe patellaire, nous donnons la préséance aux troubles oculaires, non seulement à cause de leur pourcentage plus élevé, mais encore en raison de l'uniformité de leur altération qui facilite leur constatation.

En effet, les altérations patellaires vont de l'exagération à l'abolition, et la valeur numérique du coefficient d'appréciation se trouve amoindrie de ce partage en deux états opposés ; tandis que les troubles oculaires, n'évoluant guère que dans le sens de l'abolition, ont une valeur de constatation plus grande.

Les troubles de déficience intellectuelle, les altérations de la mimique ont une portée qui n'échappe à aucun clinicien ; mais n'intervient-il pas dans leur évaluation un coefficient d'appré-

ciation personnelle difficile à apprécier dans une
étude dogmatique?

Il n'existe, d'ailleurs, pas un seul signe diag
nostique tiré des troubles moteurs qui puisse être
regardé comme *caractéristique* de la paralysie
générale : « Il est nécessaire que les plus essen-
« tiels des signes, tant moteurs que psychiques, se
« trouvent représentés *à la fois* dans le tableau
« clinique pour qu'on soit autorisé à porter le
« diagnostic de paralysie générale. »

Aucun diagnostic ne demande à être serré de
plus près, au début du moins (et c'est surtout
à ce moment que les signes ont une valeur diagnostique utile), car il est fait de constatations
menues, d'une impression d'ensemble sur l'infé-
riorité du tonus mental et moteur, de l'appréciation de la mimique inadéquate, « mal éveillée »
allant de pair avec ce tableau. L'existence d'ictus
légers, un tressaillement de visage, une irrégularité
de prononciation, l'exagération des réflexes rotuliens, la déformation, l'inégalité, la paresse pupillaire sont bien de nature à imposer un doute en
faveur de la paralysie générale.

Plus fréquents et précoces, faciles à constater,
les troubles oculaires de la paralysie générale
présentent le double caractère d'installation progressive et d'atteinte globale ; ils permettront souvent d'établir un diagnostic que semblait contre-
dire parfois le minimum des autres symptômes
associés et que l'évolution ultérieure de la maladie confirmera par l'apparition des symptômes
classiques.

Il est légitime de les rechercher, systématique·
ment et à plusieurs reprises, quand un malade
présente un trouble cérébral quelconque : leur
constatation autorise à soupçonner la paralysie
générale ; elle circonscrira du moins le sens des
recherches et elle augmentera étrangement la
valeur des autres signes habituels, même peu
marqués, auxquels ils se trouveront associés.

Signalés pour la première fois par Parchappe,
ces troubles n'ont été envisagés pendant trop
longtemps que comme un symptôme de deuxième
ordre, n'ayant pas la même valeur clinique que
ceux de l'intelligence ou de la parole, par exemple.
Les publications les plus récentes tendent à montrer combien il était injuste de les reléguer ainsi
à l'arrière-plan.

Nous avons eu l'occasion de constater de quel
secours pourra être la constatation des troubles
oculaires, et les résultats de notre observation
nous engagent également à leur faire partager
l'importance réservée aux troubles de la parole
et de l'intelligence.

CONCLUSIONS

I. — Il n'existe pas un seul symptôme qui soit pathognomonique de la paralysie générale.

II. — La plupart des symptômes habituels (troubles de la parole et de l'intelligence, de la sensibilité et de la physionomie, réflexes rotuliens, tremblements...), sont ou *trop tardifs* ou *trop subjectifs*.

III. — Par contre, les troubles oculaires (altérations de la forme, des diamètres et des réflexes pupillaires. inégalités pupillaires, troubles ophtalmoscopiques...), ont l'avantage d'être :

    a) Fréquents.
    b) Précoces et progressifs.
    c) Faciles à constater.
    d) Peu sujets à interprétation personnelle.

IV. — Trop laissés de côté, jusqu'ici, le praticien doit rechercher, avec persévérance, les signes oculaires chez tout malade présentant un trouble cérébral quelconque ; leur constatation permet de penser à la paralysie générale ; leur coexistence, avec les troubles de la parole et de l'intelligence, établira le diagnostic d'une façon presque décisive.

———

INDEX BIBLIOGRAPHIQUE

———

ABADIE (J.). — La ponction lombaire (Journal de médecine de Bordeaux, 21 juillet 1901).

ACHARD (Ch.) et GRENET (H.). — Absence de lymphocytose arachnoïdienne au cours de la paralysie générale (Revue neurologique, 30 mars 1903).

ARDIN-DELTEIL. (P.). — Le liquide céphalo-rachidien des paralytiques généraux (Revue neurologique, 3 décembre 1903).

ARDIN-DELTEIL et MONFRIN. — Note sur la toxicité du liquide céphalo-rachidien des paralytiques généraux (Bulletin de la Société de Biologie, 28 novembre 1903).

ARDIN-DELTEIL et ROUVIÈRE. — Recherches sur le réflexe plantaire dans la P. G. (Archives de Neurologie, décembre 1900, n° 6, p. 449).

ARNAUD (F.-L.). — Diagnostic de la paralysie générale (Congrès des aliénistes et des neurologistes. Toulouse, 1897, p. 60).

Austin et Duchemin. — Etat des pupilles dans la P. G. (Ann. méd.-psychol., 1862, p. 177).

Babinski. — Lymphocytose positive dans sept cas de P. G. (Revue neurologique, 30 mars 1903).

Baillarger. — Sur un nouveau symptôme de la P. G. (Gazette des Hôpitaux, mai 1850, n° 57).

— Des diverses espèces de paralysie générale (Ann. méd.-psychol., 1854.)

Ball. — Leçons sur les maladies mentales, 1890.

Ballet. — Leçon clinique sur les troubles mentaux dans la paralysie générale.

— Les troubles oculaires de la paralysie générale (Progrès médical, 10 juin 1893).

Baudron. — De la possibilité d'un diagnostic précoce de la P. G. (Th. Paris, 1895).

Beatley. — Général paralysis of the insane (Brain, avril 1885, p. 65).

Bettencourt-Rodriguez. — Contribution à l'étude des réflexes dans la paralysie générale des aliénés (Th. Paris, 1886).

Bidlot. — Diagnostic, marche et étiologie de la P. G. (Th. Paris, 1896).

Billod. — De l'amaurose et de l'inégalité des pupilles dans la P. G. progressive (Ann. méd.-psychol., 1863, p. 317).

Boiron. — Du diagnostic de la paralysie générale (Th. Paris, 1889).

Bouchut. — Du diagnostic des maladies du système nerveux par l'ophtalmoscope (1866).

Boy. — Etude clinique sur l'œil dans la paralysie générale progressive (Th. Paris, 1879).

Calmeil. — De la paralysie considérée chez les aliénés (Paris, 1826).

CASTIGLIONI. — La pupille des aliénés (Append. psychiat., 1864).

CASTIGLIONI et ROSMINI. — Sur les altérations des pupilles chez les aliénés (Ann. médico-psychologiques, 1865).

CESTAN (Raymond) et DUPUY-DUTEMPS. — Le signe pupillaire d'Argyll-Robertson; sa valeur séméiologique; ses relations avec la syphilis (Gazette des Hôpitaux, 26 et 28 décembre 1901).

— Congrès de Grenoble, 1902.

CHARCOT. — Leçons du mardi (1887-1888).

CHARCOT-BOUCHARD et BRISSAUD. — Traité de Médecine, t. X, art. Paralysie générale, par Ballet, Blocq et Rogues de Fursac.

CHRISTIAN et RITTI. — Dictionnaire Dechambre, t. XX, pp. 746, 754, 762, et t. XXI, p. 8.

DELOSIAUVE. — Diagnostic différentiel de la paralysie générale (Ann. médico-psychologiques, année 1851).

DENIGÈS (G.) et SABRAZÈS (J.). — Sur la valeur diagnostique de la ponction lombaire (Revue de Médecine, t. XVI, 1896).

DOUTREBENTE. — La pupille dans la paralysie générale progressive (Congrès de Médecine mentale, 1880).

A. FOVILLE fils. — Art. Paralysie générale du dict. Jaccoud (1878).

— Paralysie générale par propagation (1873).

FRENKEL (H.). — Inégalité pupillaire dans les maladies et chez les personnes saines (in Revue de Médecine. Paris, 1897 et 1898).

— Sur la réaction dite paradoxale de la pupille (Revue méd., 1896, n° 6).

— Etude sur l'inégalité pupillaire (Paris, Alcan, 1897).

Frenkel.(H.). — Toulouse-Médical, 15 septembre 1899.

Galezowski. — Sur les altérations de la papille et du nerf optique dans les maladies cérébrales (Union méd., août 1868).

Grasset et Rauzier. — Traité des maladies du système nerveux, 1894, t. I.

Gudden. — Contribution à l'étiologie de la paralysie générale (Allg. Zeitsch. für Psychiatrie, XXVI, 2).

Guiard et Duflos. — Contribution à l'étude du cyto-diagnostic du liquide céphalo-rachidien dans la paralysie générale (Annales médico-psychologiques, 4 décembre 1902).

Hérissey (P.). — Etude clinique sur les troubles trophiques dans les paralysies générales (Thèse Paris, 1903, n° 191).

Hoche. — Diagnostic précoce de la paralysie générale (The alienist and neurologist, janvier 1898).

Hutchinson. — Notes on the symptom. significance of different states of the pupil. (Brain, avril 1878. — Transact. méd. chirurg. — London, 1879).

Joffe. — Sur l'aliénation avec paralysie (Zeitschrifft d. k. k. Gessellsch d. Aertzezu Wienn., 1857-1860).

Jaulin. — La ponction lombaire chez les P. G. (Ann. médico-chirurgicales du Centre, 10 janvier 1904).

Joffroy et Mercier. — De l'utilité de la ponction lombaire pour le diagnostic de la paralysie générale (Congrès des médecins aliénistes et neurologistes de France, tenu à Grenoble du 1er au 7 août 1902).

— Des signes oculaires dans la paralysie générale (Archives de Neurologie, mai 1904, p. 353).

— Note sur le réflexe tendineux dans la P. G. des aliénés (Arch. de Phys., 1881).

KAES. — Les pupilles dans les P. G. progressives (Allg. Zeitsch. f. Psych., t. LI, f. 4).

KERAVAL (P,) et DANJEAN. — L'état du fond de l'œil chez les paralytiques généraux (Archives de Neurologie, Paris, mars 1904; 2° s., XVII, 193-206).

KERAVAL et RAVIART. — Nouvelle contribution à l'étude de l'état du fond de l'œil chez les P. G. — Atrophie papillaire et décollement de la rétine (Congrès de Grenoble, 1902; Archives de Neurologie, 1903, p. 126).

KLIPPEL. — Les paralysies générales (in l'OEuvre médico-chirurgicale, n° 11, 1898).

LAIGNEL-LAVASTINE. — Note bactériologique sur le liquide céphalo-rachidien des paralytiques généraux (Bulletin de la Soc. de Biologie, 6 juillet 1901).

LASÈGUE. — Thèse d'agrégation. Paris, 1853).

MAGNAN. — Sclérose du nerf optique et des nerfs moteurs de l'œil dans la P. G. (Arch. de Physiologie, p. 840).

— Leçons cliniques de l'Asile Sainte-Anne (1880).

— Les troubles de l'appareil de la vision chez les P. G. (Société de Biologie, séance du 2 mai 1868; Compte rendu in Gazette méd., Paris, 1868, p. 510).

MAGNAN et SÉRIEUX. — La paralysie générale. Paris, 1894.

H. MAIGNIAL. — Diagnostic de la paralysie générale (Th. Toulouse, 1896).

MAIRET et VIRES. — De la paralysie générale (1898).

— Congrès des aliénistes et neurologistes de langue française (Section de Toulouse, 1897).

MARANDON DE MONTYEL. — Etude comparée des troubles de la sensibilité aux trois périodes de la pa-

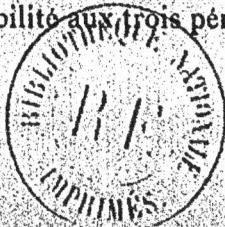

7

ralysie générale (Bulletin de la Soc. de méd. de Belgique, septembre 1901).

MARANDON DE MONTYEL. — Troubles moteurs chez les paralytiques généraux (Revue de médecine, 1899).

— Des troubles comparés du patellaire, du crémastérien et du pharyngien chez les mêmes malades aux trois périodes de la paralysie générale (Presse médicale, 10 juin 1899).

— Du sens algésique étudié chez les mêmes malades aux trois périodes de la paralysie générale (Bulletin de la Soc. de méd. ment. de Belgique, 1899, t. VIII, p. 142).

— Du réflexe conjonctival étudié chez les mêmes malades aux trois périodes de la paralysie générale (Gazette des hôpitaux, 31 mars, 2 avril 1903).

— Du réflexe patellaire étudié chez les mêmes malades aux trois périodes de la paralysie générale (Annales médico-psychologiques, avril 1898).

— Le réflexe accommodateur étudié chez les mêmes malades aux trois périodes de la paralysie générale (Revue de psychiatrie, juin 1902, n° 6, pp. 266-277).

— Du sens génital étudié chez les mêmes malades aux trois périodes de la paralysie générale (Archives de Neurologie, 1900, t. X, p. 16; 1901, t. XII, p. 14).

— Du sens tactile étudié chez les mêmes malades aux trois périodes de la paralysie générale (Archives de Neurologie, 1898, t. VI, p. 376; 1899, t. VII, p. 188).

MARIE (Pierre). — Leçons sur les maladies de la moelle. Paris, 1892.

— Des troubles oculaires dans la paralysie générale (Thèse Paris, 1890).

De Martines. — Recherches sur les troubles du goût et de l'odorat dans la paralysie générale progressive (Revue de la Suisse romande, 1900, n° IX).

Mendel. — Die progressive paralysie der Irren. Berlin, 1880.

Mignot (R.). — Contribution à l'étude des troubles pupillaires dans quelques maladies mentales (Thèse Paris, 1900).

Mobèche. — De la période prodromique de la paralysie générale (Thèse Paris, 1874).

— La pupille chez les P. G. (Annales méd.-psychol., 1874, p. 325, et 1875, p. 19).

Moeli. — La pupille chez les aliénés (Central. für Nervenh., 1883).

— De l'immobilité pupillaire (Extr. Archives de Neurologie, 1880).

Nageotte. — Tabes et paralysie générale (Thèse Paris, 1893).

OEbeker. — La pupille des paralysies générales progressives (Allg. Zeitsch. f. Psych., t. L, p. 169).

Parchappe. — Traité de la folie (1846).

Piltz. — Experimentell erzeugter reciproker Wechsel der Pupillendifferenz bei progressiver Paralyse (Nrlg. Ctrbl., pp. 434 et 501).

Rabaud. — Contribution à l'étude des lésions spinales postérieures dans la paralysie générale (Thèse Paris, 1898).

Raviart et Caudron (d'Armentières). — Fréquence et évolution des lésions du fond de l'œil dans la paralysie générale (Etude clinique et anat. path., Revue neurologique, 1903, p. 825).

RAYMOND et SÉRIEUX. — Article : Paralysie générale (Traité de Méd. et de Thérap. de Brouardel et Gilbert, 1902, t. IX, p. 95).

RECHE. — Sur l'inégalité pupillaire (Deutsche med. Wochen, 1893).

REGIS. — Précis de Psychiatrie (3e édit., 1906).

RÉMOND (A.). — Précis des maladies mentales (1904).

RENAUD. — Etude des réflexes dans la paralysie générale et recherches statistiques sur l'étiologie de cette affection (Thèse Paris, 1893).

REZNIKOW. — Des modifications du champ visuel chez les P. G. (Arch. Neurologie, 1902, p. 494).

ROUBINOVICH (J.). — In Manuel de diagnostic médical de Debove et Achard, t. II.

SAVAGE. — On cases of general paralysis with lateral sclerosis of the spinal cord (Journal of mental sciences, avril 1884).

— Les prodromes de la paralysie générale (Brit. med. J., 1890).

SEGLAS. — Leçons cliniques sur les maladies mentales et nerveuses (Salpétrière. 1887-1894. Paris, 1895).

SEPILLI. — I. reflessi tendinei (Rivista sperimentale di Freniatria e di Med. leg. 1882. F. III. — 1883. F. I.).

SIMON. — Sur la démence paralytique (Arch. f. Psychiatrie und Nervenkrankheiten. Band I. Berlin, 1868-69).

SOUCAIL. — Contribution à l'étude des lésions spinales dans la paralysie générale (Thèse Toulouse, 1898).

SOUKHANOFF et GANNOUCHKINE. — La P. G. d'après les données de la clinique psychiatrique de Moscou (Arch. de Neurologie, sept. 1902, p. 193).

TATY et BELOUS. — Etude sur le diagnostic de la paralysie générale.

VIGNAUD. — Historique de la paralysie générale (Th. Paris, 1901).

VIGNÈRES. — Contribution à l'étude de la mydriase à bascule. Inégalité pupillaire à bascule (Thèse Toulouse, 1904).

VINCENT. — Troubles pupillaires dans la P. G. progressive (Th. Paris, 1877).

VOISIN. — Traité de la paralysie générale des aliénés (Paris, 1879).

— Des troubles de la parole dans la paralysie générale (Archives de Méd., 1876).

WESTPHALL. — Ueber Erkrankungen des Ruckenmarks bei der allgemeinen progressiven Paralyse der Irren (Wirchow. Archiv. f. path. anat., 1867. Band XXXIX, p. 363).

WIDAL. — Diagnostic de la paralysie générale à l'aide de la lymphocytose (Bullet. de la Soc. méd. des Hôpit. de Paris, 24 mai 1901).

WIDAL et RAVAUT. — Le cyto-diagnostic (Traité de path. générale, t. VI. Paris, 1903).

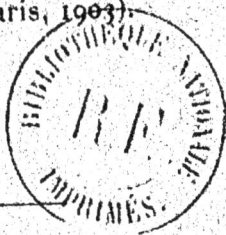

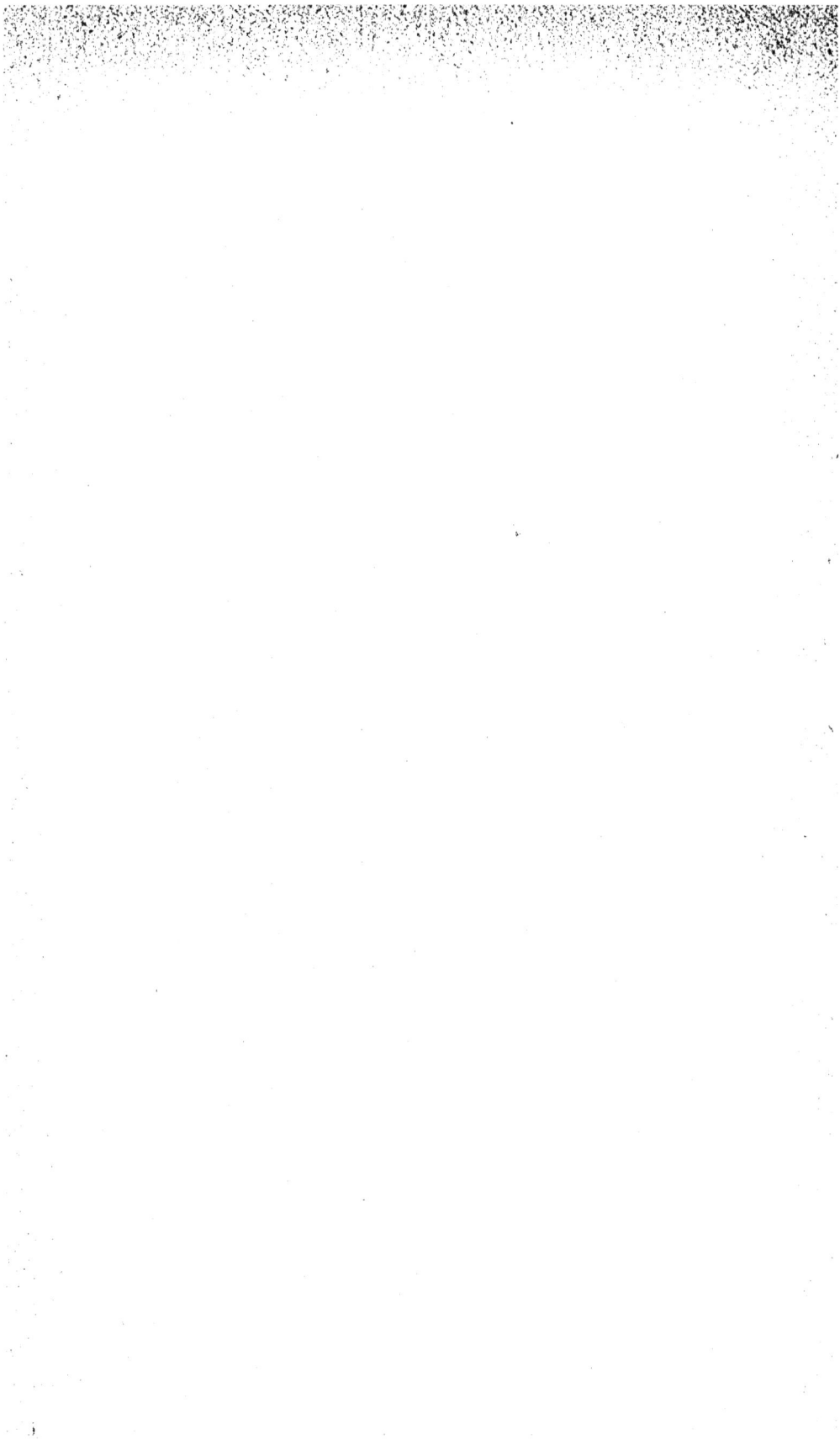

TABLE DES MATIÈRES

————

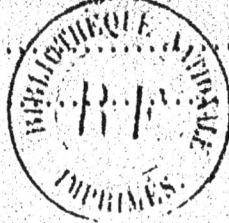

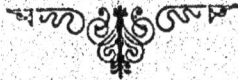

Toulouse. — Imp. J. FOURNIER, boulev. Carnot, 61.

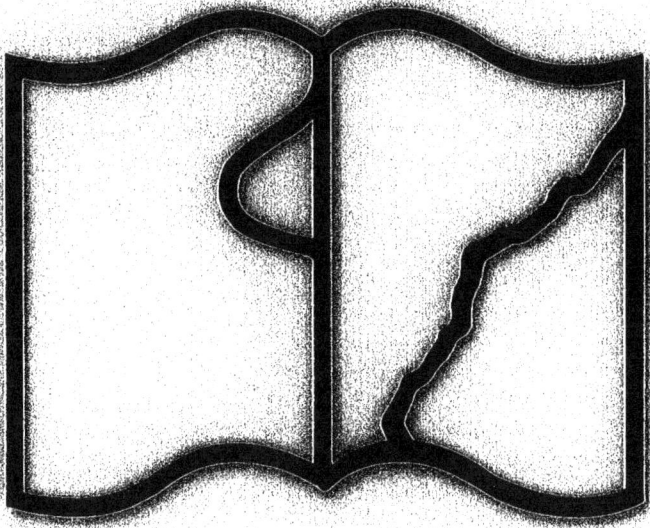

Texte détérioré — reliure défectueuse

NF Z 43-120-11